MW01227275

La dieta mediterránea

Las mejores recetas para comer sano y mejorar tu salud

Índice de Contenidos

Capítulo 1. Desayuno

El Jugo Verde de Jolene

Tiempo de Preparación: 15 minutos

Tiempo de Cocción: Ninguno.

Porciones: 3

Ingredientes:

- 3 tazas de verduras de hoja oscura
- 1 pepino
- 1/4 de taza de hojas de perejil italiano fresco
- 1/4 de piña, cortada en trozos
- 1/2 manzana verde
- 1/2 naranja
- 1/2 limón
- Una pizca de jengibre fresco rallado

Instrucciones:

1. Utilizando un exprimidor, pasar las verduras, el pepino, el perejil, la piña, la manzana, la naranja, el limón y el jengibre por él, verter en una taza grande y servir.

Nutrición:

- Calorías: 108; Proteínas: 11 g; Carbohidratos Totales: 29 g; Grasa Total: 2 g; Sodio: 119 mg

Batido de Chocolate y Banana

Tiempo de Preparación: 5 minutos

Tiempo de Cocción: Ninguno

Porciones: 3

Ingredientes:

- 2 bananas, peladas
- 1 taza de leche de almendras sin azúcar
- 1 taza de hielo picado

- 3 cucharadas de cacao en polvo sin azúcar
- 3 cucharadas de miel

Instrucciones:

1. En una licuadora, mezclar las bananas, la leche de almendras, el hielo, el cacao en polvo y la miel. Mezclar hasta que no haya grumos.

Nutrición:

Calorías: 219; Proteínas: 2 g; Carbohidratos Totales: 57 g; Sodio: 4 mg

Batido de Frutas

Tiempo de Preparación: 5 minutos

Tiempo de Cocción: Ninguno

Porciones: 2

Ingredientes:

- 2 tazas de arándanos (o cualquier fruta fresca o congelada, cortada en trozos si la fruta es grande)
- 2 tazas de leche de almendras sin azúcar
- 1 taza de hielo picado
- - 1/2 cucharadita de jengibre molido (u otra especia seca molida como cúrcuma, canela o nuez moscada)

Instrucciones:

1. En una licuadora, mezclar los arándanos, la leche de almendras, el hielo y el jengibre. Mezclar hasta que no haya grumos.

Nutrición:

- Calorías: 125; Proteínas: 2 g; Carbohidratos Totales: 23 g
- Fibra: 5 g; Grasa Total: 4 g; Grasa Saturada: 1 g; Sodio: 181 mg

Parfait de Bayas y Yogurt

Tiempo de Preparación: 5 minutos

Tiempo de Cocción: Ninguno

Porciones: 2

Ingredientes:

- 1 taza de frambuesas
- 1/2 taza de yogurt griego natural sin azúcar
- 1 taza de moras
- 1/4 de taza de nueces picadas

Instrucciones:

1. En 2 tazones, colocar en capas las frambuesas, el yogurt y las moras. Aderezar con las nueces.

Nutrición:

- Calorías: 29g; Proteínas: 29 g; Carbohidratos Totales: 27 g
- Fibra: 10 g; Sodio: 92 mg

Yogurt con Arándanos, Miel y Menta

Tiempo de Preparación: 5 minutos

Tiempo de Cocción: Ninguno

Porciones: 2

Ingredientes:

- 2 tazas de yogurt griego natural sin azúcar
- 1 taza de arándanos
- 3 cucharadas de miel
- 2 cucharadas de hojas de menta fresca picadas

Instrucciones:

1. Repartir el yogurt entre 2 tazones pequeños. Cubrir con los arándanos, la miel y la menta.

Nutrición:

- Calorías: 31g; Proteínas: 15 g; Carbohidratos Totales: 54 g
- Fibra: 2 g; Grasa Total: 3 g; Grasa Saturada: 3 g; Sodio: 175 mg

Sémola de Almendras y Arce

Tiempo de Preparación: 5 minutos

Tiempo de Cocción: 6 minutos

Porciones: 4

Ingredientes:

- 1/2 tazas de agua
- 1/2 taza de leche de almendras sin azúcar
- Una pizca de sal marina
- 1/2 taza de sémola de maíz de cocción rápida
- 1/2 taza de sémola cucharadita de canela molida
- 1/4 taza de jarabe de arce puro
- 1/4 taza de almendras fileteadas

Instrucciones:

1. Calentar el agua, la leche de almendras y la sal marina hasta que hierva.
2. Revolver con una cuchara de madera y añadir lentamente la sémola. Seguir removiendo para evitar que se formen grumos y llevar la mezcla a un hervor lento. Reducir el fuego a un nivel medio-bajo. Dejar cocer de 5 a 6 minutos, revolviendo con frecuencia hasta que el agua se haya absorbido por completo.
3. Añadir la canela, el sirope y las almendras. Cocinar durante 1 minuto más, revolviendo.

Nutrición:

- Calorías: 151; Proteínas: 3 g; Carbohidratos Totales: 28 g
- Fibra: 3 g; Sodio: 83 mg

Avena con Bayas y Semillas de Girasol

Tiempo de Preparación: 5 minutos

Tiempo de Cocción: 10 minutos

Porciones: 4

Ingredientes:

- 3/4 tazas de agua
- 1/2 taza de leche de almendras sin azúcar
- Una pizca de sal marina
- 1 taza de avena tradicional
- 1/2 taza de arándanos
- 1/2 taza de frambuesas
- 1/4 taza de semillas de girasol

Instrucciones:

1. Calentar el agua, la leche de almendras y la sal marina hasta que hierva.
2. Añadir la avena. Reducir el fuego a medio y cocina, revolviendo de vez en cuando, durante 5 minutos. Cubrir y dejar que la avena repose durante 2 minutos más. Revolver y servir cubierta con arándanos, frambuesas y semillas de girasol.

Nutrición: Calorías: 186; Proteínas: 6 g; Carbohidratos Totales: 32 ; Fibra: 5 g; Sodio: 96 mg

Mini Muffins de Zanahoria y Afrecho

Tiempo de Preparación: 10 minutos

Tiempo de Cocción: 18 minutos

Porciones: 18

Ingredientes:

- Spray antiadherente para cocinar
- 1 taza de afrecho de avena
- 1 taza de harina de trigo integral
- 1/2 taza de harina todo uso
- 1/2 taza de avena tradicional
- 3 cucharadas de azúcar morena

- 1 cucharadita de bicarbonato de sodio
- 1 cucharadita de polvo de hornear
- 2 cucharaditas de canela molida
- 2 cucharaditas de jengibre molido
- 1/2 cucharadita de nuez moscada molida
- 1/4 cucharadita de sal marina
- 1/4 tazas de leche de almendras sin azúcar
- 2 cucharadas de miel
- 1 huevo
- 2 cucharadas de aceite de oliva extra virgen
- 1/2 tazas de zanahorias ralladas
- 1/4 taza de pasas

Instrucciones:

1. Precalentar el horno a 350°F.
2. Cubrir con un spray antiadherente para cocinar.
3. En un tazón grande, batir el afrecho de avena, la harina integral y la harina todo uso, la avena, la azúcar morena, el bicarbonato de sodio, el polvo de hornear, la canela, el jengibre, la nuez moscada y la sal. Dejar a un lado.
4. Batir la leche de almendras, la miel, el huevo y el aceite de oliva.
5. Unir todos los ingredientes y mezclar hasta que estén bien combinados. La masa quedará con grumos y con restos de harina.
6. Añadir las zanahorias y las pasas.
7. Llenar cada taza de muffin con tres cuartos de su capacidad.
8. Dejar enfriar sobre una rejilla antes de servir.

Nutrición: Calorías: 115; Proteínas: 2 g; Carbohidratos Totales: 20 g; Fibra: 1 g; Grasa Total: 3 g; Grasa Saturada: 1 g; Sodio: 178 mg

Tostadas Francesas

Tiempo de Preparación: 6 minutos

Tiempo de Cocción: 20 minutos

Porciones: 10

Ingredientes:
- 1/2 tazas de leche de almendras sin azúcar
- 2 huevos, batidos
- 2 claras de huevo, batidas
- 1 cucharadita de extracto de vainilla
- Ralladura de 1 naranja
- Jugo de 1 naranja
- 1 cucharadita de nuez moscada molida
- 6 rebanadas de pan integral ligero
- Spray antiadherente para cocinar

Instrucciones:
1. Batir la leche de almendras, los huevos, las claras de huevo, la vainilla, la ralladura y el jugo de naranja y la nuez moscada.
2. Colocar el pan en un molde para hornear de 9 por 13 pulgadas. Verter la mezcla de leche y huevo por encima. Dejar que el pan se sumerja durante unos 10 minutos, dándole vuelta una vez.
3. Rociar un sartén antiadherente con spray de cocina y calentar a fuego medio-alto. Trabajando por tandas, añadir el pan y cocinar durante unos 5 minutos por cada lado hasta que las natillas se cuajen.

Nutrición: Calorías: 223; Proteínas: 8 g; Carbohidratos Totales: 15 g; Fibra: 5 g; Grasa Total: 21 g;Grasa Saturada: 13 g; Sodio: 126 mg

Frittata de Tomate y Calabacín

Tiempo de Preparación: 10 minutos

Tiempo de Cocción: 18 minutos

Porciones: 4

Ingredientes:

- 3 huevos
- 3 claras de huevo
- 1/2 taza de leche de almendras sin azúcar
- 1/2 cucharadita de sal marina
- 1/8 cucharadita de pimienta negra recién molida
- 2 cucharadas de aceite de oliva extra virgen
- 1 calabacín picado
- 8 tomates cherry, cortados por la mitad
- 1/4 taza (aproximadamente 60 gramos) de queso parmesano rallado

Instrucciones:

1. Calentar la parrilla del horno a temperatura alta, ajustando la rejilla del horno en la posición central.
2. Batir los huevos, las claras de huevo, la leche de almendras, la sal marina y la pimienta. Dejar a un lado.
3. Calentar el aceite de oliva hasta que brille.
4. Añadir el calabacín y los tomates y cocinar durante 5 minutos, revolviendo de vez en cuando.
5. Verter la mezcla de huevo sobre las verduras y cocinar durante unos 4 minutos sin revolver hasta que los huevos estén cuajados en los bordes.
6. Con una espátula de silicona, separar los huevos cuajados de los bordes del sartén. Inclinar el sartén en todas las direcciones para que los huevos no cuajados ocupen los espacios de los bordes. Continuar la cocción durante unos 4 minutos más sin revolver hasta que los bordes estén cuajados nuevamente.

7. Aderezar los huevos con parmesano. Llevar el sartén a la parrilla. Disolver hasta que el queso se derrita y los huevos estén inflados. Cortar en rebanadas para servir.

Nutrición:

- Calorías: 223; Proteínas: 14 g; Carbohidratos Totales: 13 g
- Fibra: 4 g; Sodio: 476 mg

Capítulo 2. Almuerzo

Sopa de Brócoli y Zanahorias

Tiempo de Preparación: 10 minutos

Tiempo de Cocción: 25 minutos

Porciones: 4

Ingredientes:

- 2 zanahorias peladas y ralladas
- 500 gramos de ramilletes de brócoli
- 1 cebolla amarilla picada
- 2 dientes de ajo picados
- 1 cucharada de aceite de oliva
- 1 cucharadita de chile en polvo
- 4 tazas de caldo de verduras
- 1 cucharadita de jengibre rallado
- Jugo de 1 lima
- Una pizca de sal y pimienta negra
- 1 cucharada de perejil picado

Instrucciones:

1. Calentar una olla con el aceite a fuego medio; añadir la cebolla y el ajo y saltear durante 5 minutos.
2. Añadir las zanahorias, el brócoli y los demás ingredientes, revolver, llevar a fuego lento y cocinar a fuego medio durante 20 minutos más.
3. Dividir la sopa en tazones y servir.

Nutrición: Calorías: 108; Grasa: 6.1 g ;Fibra: 4.6 g; Carbohidratos: 16.4g Proteínas: 4 g

Sopa de Tomate

Tiempo de Preparación: 5 minutos

Tiempo de Cocción: 25 minutos

Porciones: 4

Ingredientes:

- 1 cebolla amarilla picada
- 2 cucharadas de aceite de oliva
- 2 dientes de ajo picados
- 500 gramos de tomates, cortados en cubos
- 2 cucharaditas de cúrcuma en polvo
- 1/4 cucharadita de cardamomo en polvo
- 5 tazas de caldo de verduras
- Una pizca de sal y pimienta negra
- 200 gramos de espinacas pequeñas
- 2 cucharaditas de jugo de lima

Instrucciones:

1. Calentar en una olla el aceite a fuego medio; la cebolla y el ajo y saltear durante 5 minutos.
2. Añadir los tomates y los demás ingredientes, revolver y cocer a fuego medio durante 20 minutos más, verter en tazones y servir.

Nutrición: Calorías: 123; Grasa: 10.1 g; Fibra: 3.3 g; Carbohidratos: 13.3 Proteínas: 2.8 g

Tazones de Atún

Tiempo de Preparación: 10 minutos

Tiempo de Cocción: 25 minutos

Porciones: 4

Ingredientes:

- 2 tazas de quinoa cocida
- 1/2 taza de puré de tomate
- 200 gramos de atún ahumado, deshuesado y desmenuzado
- 1 cebolla amarilla picada

- 1 cucharada de aceite de oliva
- 1 cucharadita de pimentón dulce
- 2 cucharaditas de cúrcuma en polvo
- Una pizca de sal y pimienta negra
- 1 cucharada de cebolleta picada

Instrucciones:

1. Calentar el aceite y añadir la cebolla y saltear durante 5 minutos.
2. Añadir la quinoa, el atún y el resto de los ingredientes, mezclar, cocinar durante 20 minutos más, dividir en tazones y servir.

Nutrición:

Calorías: 411; Grasa: 10.7 g; Fibra: 7.6 g; Carbohidratos: 61 g; Proteínas: 18.7 g

Mezcla de Truchas al Limón

Tiempo de Preparación: 5 minutos
Tiempo de Cocción: 25 minutos
Porciones: 4
Ingredientes:

- 4 filetes de trucha, sin espinas
- 2 cebolletas picadas
- 1 taza de floretes de coliflor
- 2 cucharadas de aceite de aguacate
- 2 dientes de ajo picados
- Una pizca de sal y pimienta negra
- Jugo de 1/2 limón

Instrucciones:

1. En un sartén para asar, combinar los filetes de trucha con las cebolletas y los demás ingredientes, y hornear durante 25 minutos.
2. Dividir toda la mezcla entre los platos y servir.

Nutrición:

- Calorías: 141
- Grasa: 6.3 g
- Fibra: 1.2 g
- Carbohidratos: 3 g
- Proteínas: 17.4 g

Pollo al Romero y Lima

Tiempo de Preparación: 10 minutos

Tiempo de Cocción: 45 minutos

Porciones: 4

Ingredientes:

- 2 pechugas de pollo sin piel, deshuesadas y cortadas por la mitad
- 2 chalotas picadas
- 2 dientes de ajo picados
- 2 cucharadas de aceite de oliva
- 1 cucharada de jugo de lima
- 1 cucharada de perejil picado
- 1 cucharada de romero picado
- 1 cucharada de albahaca picada

Instrucciones:

1. En una bandeja para asar, combinar las pechugas de pollo con el ajo, las chalotas y los demás ingredientes, mezclar suavemente y hornear a 360°F durante 45 minutos.
2. Dividir toda la mezcla en platos y servir para comer.

Nutrición: Calorías: 202 Grasa: 12.4 g Fibra: 0.4 g Carbohidratos: 2 g; Proteínas: 20.6 g

Trucha y Espárragos

Tiempo de Preparación: 5 minutos

Tiempo de Cocción: 20 minutos

Porciones: 4

Ingredientes:

- 4 filetes de trucha, sin espinas
- 1 cebolla amarilla picada
- 2 cucharadas de aceite de oliva
- 1 puñado de espárragos, cortados por la mitad y recortados
- 3 cucharadas de vinagre balsámico
- 1 cucharada de mostaza
- 1 diente de ajo picado
- 1 cucharada de cebolleta
- Sal y pimienta

Instrucciones:

1. Calentar el aceite, añadir la cebolla y los espárragos y saltear durante 3 minutos.
2. Colocar el pescado y dorarlo por ambos lados.
3. Añadir el resto de los ingredientes, hornear todo a 360°F durante 13 minutos más, dividir todo entre los platos y servir para el almuerzo.

Nutrición: Calorías: 266 Grasa: 11 g Fibra: 6 gCarbohidratos: 14.2 g Proteínas: 9 g

Tazones de Camarones

Tiempo de Preparación: 10 minutos

Tiempo de Cocción: 20 minutos

Porciones: 4

Ingredientes:

- 1 cebolla amarilla picada
- 1 cucharada de aceite de oliva
- 500 gramos de camarones, pelados y desvenados

- 1 taza de champiñones, cortados en rodajas
- 1/2 taza de caldo de pollo
- Una pizca de sal y pimienta negra
- 1 cucharadita de cúrcuma en polvo
- 1 cucharada de orégano picado

Instrucciones:

1. Calentar el aceite y añadir la cebolla y los champiñones. Revolver y saltear durante 10 minutos.
2. Añadir los camarones y los demás ingredientes, mezclar, cocinar todo durante 10 minutos más, dividir en tazones y servir.

Nutrición: Calorías: 261 g Grasa: 7 g Fibra: 8 g Carbohidratos: 8.6 g; Proteínas: 7.1 g

Camarones con Perejil y Quinoa

Tiempo de Preparación: 5 minutos

Tiempo de Cocción: 10 minutos

Porciones: 4

Ingredientes:

- 2 dientes de ajo pelados
- 1 cebolla amarilla picada
- 500 gramos de camarones, pelados y desvenados
- 1 cucharada de aceite de oliva
- 1 taza de tomates cherry, cortados en cuartos
- 2 tazas de quinoa cocida
- 1 cucharada de perejil picado
- 1 cucharadita de cúrcuma en polvo
- Una pizca de sal y pimienta negra
- Una pizca de pimienta

Instrucciones:

1. Calentar el aceite y añadir la cebolla y el ajo, y saltear durante 2 minutos.

2. Añadir los tomates y saltear durante 3 minutos más.

3. Añadir los camarones, la quinoa y el resto de los ingredientes. Mezclar, cocinar durante 5 minutos más, dividir en tazones y servir.

Nutrición: Calorías: 261 Grasa: 4 g Fibra: 7 g Carbohidratos: 15 g Proteínas: 7 g

Mezcla de Pollo al Ajo

Tiempo de Preparación: 10 minutos

Tiempo de Cocción: 40 minutos

Porciones: 4

Ingredientes:

- 2 batatas.
- 500 gramos de pechuga de pollo, sin piel, sin hueso y troceada
- 2 cucharadas de aceite de oliva
- 2 cebolletas picadas
- Una pizca de sal y pimienta negra
- 2 dientes de ajo picados
- Jugo de 1 lima
- 1/2 taza de caldo de pollo

Instrucciones:

1. En un sartén para asar, combinar el pollo con las batatas, el aceite y los demás ingredientes, mezclar suavemente y cocinar a 360°F durante 40 minutos.

2. Dividir la mezcla entre los platos y servir.

Nutrición:

- Calorías: 222
- Grasa: 6 g
- Fibra: 7 g
- Carbohidratos: 15 g; Proteínas: 7 g

Sopa de Pollo con Especias

Tiempo de Preparación: 10 minutos

Tiempo de Cocción: 1 hora

Porciones: 8

Ingredientes:

- 1 cebolla amarilla picada
- 500 gramos de pechuga de pollo, sin piel, deshuesada y cortada en cubos
- 1 cucharada de aceite de oliva
- 2 zanahorias, en rodajas
- 3 dientes de ajo picados
- Una pizca de sal y pimienta negra
- 6 tazas de caldo de verduras
- 2 cucharaditas de cúrcuma en polvo
- Jugo de 1 lima
- Ralladura de 1 lima
- 1 cucharada de cilantro picado

Instrucciones:

1. Calentar una olla con el aceite a fuego medio; añadir la cebolla, las zanahorias y el ajo y saltear durante 5 minutos.
2. Añadir la carne y dorarla durante 5 minutos más.

3. Añadir el caldo y los demás ingredientes, excepto el cilantro. Mezclar, llevar a fuego lento y cocinar a fuego medio durante 50 minutos.

4. Dividir la sopa en tazones, aderezar con cilantro por encima y servir.

Nutrición: Calorías: 271 Grasa: 8 g Fibra: 11 g Carbohidratos: 16 Proteínas: 8 g

Sopa de Espinacas y Tomate

Tiempo de Preparación: 10 minutos
Tiempo de Cocción: 20 minutos
Porciones: 4
Ingredientes:

- 500 gramos de hojas de espinacas
- 1 cebolla amarilla picada
- 1 cucharada de aceite de oliva
- 4 tazas de caldo de pollo
- 4 tomates cherry, cortados por la mitad
- 1 pimiento rojo picado
- 1 cucharada de perejil picado

Instrucciones:

1. Calentar una olla con el aceite a fuego medio-alto; añadir la cebolla y el pimiento y saltear durante 5 minutos.

2. Añadir las espinacas y los demás ingredientes. Mezclar, llevar a fuego lento y cocinar a fuego medio durante 15 minutos.

3. Servir para comer.

Nutrición: Calorías: 148 Grasa: 2 g Fibra: 6 g Carbohidratos: 8 g; Proteínas: 5 g

Albóndigas de Pavo

Tiempo de Preparación: 10 minutos

Tiempo de Cocción: 10 minutos

Porciones: 4

Ingredientes:

- 500 gramos de carne de pavo molida
- 1 cebolla amarilla picada
- 1 huevo batido.
- 1 cucharada de cilantro picado
- 2 cucharadas de aceite de oliva
- 1 pimiento rojo picado
- 2 cucharaditas de jugo de lima
- Ralladura de 1 lima
- Una pizca de sal y pimienta negra
- 1 cucharadita de cúrcuma en polvo

Instrucciones:

1. En un bol, combinar la carne de pavo con la cebolla y los demás ingredientes, excepto el aceite. Revolver y dar forma a albóndigas medianas con esta mezcla.

2. Calentar el aceite y colocar las albóndigas, cocinarlas durante 5 minutos por cada lado, repartirlas en los platos, y servir para comer.

Nutrición:

- Calorías: 200; Grasa: 12 g; Fibra: 5 g
- Carbohidratos: 12 g, Proteínas: 7 g

Capítulo 3. Cena

Tilapia con Gouda Ahumado

Tiempo de Preparación: 5 minutos

Tiempo de Cocción: 40 minutos

Porciones: 6

Ingredientes:

- 1 chalota
- 1 taza de caldo de pescado
- 2 nabos
- 1 puerro
- 3 dientes de ajo
- 125 gramos de tilapia
- 6 tomates de tamaño medio
- 1/4 puñado de perejil
- 1/4 taza de vino tinto
- 1 cucharadita de aceite de oliva
- 200 gramos de gouda ahumado

Instrucciones:

1. Lavar y enjuagar el pescado en agua helada. Cortar todos los tomates en cubos; quitar la capa de los nabos. Cortar el puerro en rodajas, picar toda la chalota y el ajo, cortar el perejil y rallar el queso.
2. Poner aceite de oliva dentro de la bandeja de horno, colocar la chalota, el ajo, el pescado y el nabo. Añadir el vino y el caldo, hornear también durante 30 minutos.
3. Abrir la tapa y añadir el queso y los tomates. Volver a meterlo en el horno hasta que el queso se haya derretido. Ya está listo para ser servido.

Nutrición: Calorías: 100 Carbohidratos: 52 g Grasa: 2 gProteínas: 20 g

Sopa de Coliflor con Semillas

Tiempo de Preparación: 10 minutos

Tiempo de Cocción: 20 minutos

Porciones: 4

Ingredientes:

- 2 tazas de coliflor
- 1 cucharada de semillas de calabaza
- 1 cucharada de semillas de chía
- 1/2 cucharadita de sal
- 1 cucharadita de mantequilla
- 1/4 cebolla blanca, cortada en cubos
- 1/2 taza de crema de coco
- 1 taza de agua
- 120 gramos de parmesano rallado
- 1 cucharadita de pimentón
- 1 cucharada de cilantro seco

Instrucciones:

1. Trocear la coliflor y ponerla en la cacerola.
2. Añadir la sal, la mantequilla, la cebolla picada, el pimentón y el cilantro seco.
3. Cocinar la coliflor a fuego medio durante 5 minutos.
4. Luego añadir la crema de coco y el agua.
5. Cerrar la tapa y hervir la sopa durante 15 minutos.
6. Luego licuar la sopa con la ayuda de una batidora de mano.
7. Volver a hervir.
8. Añadir el queso rallado y mezclar bien.
9. Servir la sopa con un cucharón y cubrir cada tazón con semillas de calabaza y semillas de chía.

Nutrición: Calorías: 214 Grasa: 16.4 g Fibra: 3.6 g Carbohidratos: 8.1 g Proteínas: 12.1 g

Espárragos Envueltos en Jamón Curado

Tiempo de Preparación: 15 minutos

Tiempo de Cocción: 20 minutos

Porciones: 6

Ingredientes:

- 1 kg de espárragos
- 500 gramos de jamón curado en lonchas
- 1 cucharada de mantequilla derretida
- 1/2 cucharadita de pimienta negra molida
- 4 cucharada de nata espesa
- 1 cucharada de jugo de limón

Instrucciones:

1. Cortar el jamón curado en tiras.
2. Envolver los espárragos en tiras de jamón curado y colocarlos en la bandeja.
3. Rociar las verduras con pimienta negra molida, nata espesa y jugo de limón. Añadir la mantequilla.
4. Precalentar el horno a 365°F.
5. Introducir la bandeja con los espárragos en el horno y cocinar durante 20 minutos.
6. Servir la comida cocinada sólo caliente.

Nutrición: Calorías: 138 Grasa: 7.9 g Fibra: 3.2 g Carbohidratos: 6.9 g Proteínas: 11.5 g

Pimientos Rellenos

Tiempo de Preparación: 10 minutos

Tiempo de Cocción: 25 minutos

Porciones: 4

Ingredientes:

- 4 pimientos
- 1/2 taza carne molida
- 1 calabacín rallado
- 1 cebolla blanca, cortada en cubos
- 1/2 cucharadita de nuez moscada molida
- 1 cucharada de aceite de oliva
- 1 cucharadita de pimienta negra molida
- 1/2 cucharadita de sal
- 200 gramos de parmesano rallado

Instrucciones:

1. Cortar los pimientos por la mitad y quitar las semillas.
2. Colocar la carne molida en el sartén.
3. Añadir el calabacín rallado, la cebolla picada, la nuez moscada molida, el aceite de oliva, la pimienta negra molida y la sal.
4. Asar la mezcla durante 5 minutos.
5. Colocar las mitades de los pimientos en la bandeja.
6. Rellenar cada mitad de pimiento con la mezcla de carne molida y cubrir con parmesano rallado.
7. Cubrir la bandeja con papel aluminio y asegurar los bordes.
8. Cocinar los pimientos rellenos durante 20 minutos a 360°F.

Nutrición: Calorías: 241 Grasa: 14.6 g Fibra: 3.4 g Carbohidratos: 11 g Proteínas: 18.6 g

Berenjenas Rellenas de Queso de Cabra

Tiempo de Preparación: 15 minutos

Tiempo de Cocción: 25 minutos

Porciones: 4

Ingredientes:

- 1 berenjena grande, recortada
- 1 tomate, triturado
- 1 diente de ajo cortado en cubos
- 1/2 cucharadita de pimienta negra molida
- 1/2 cucharadita de pimentón ahumado
- 1 taza de espinacas picadas
- 120 gramos de queso de cabra, desmenuzado
- 1 cucharadita de mantequilla
- 60 gramos de queso cheddar rallado

Instrucciones:

1. Cortar las berenjenas en mitades y luego cortar cada mitad en 2 partes.
2. Extraer la pulpa de las berenjenas para obtener láminas de berenjena.
3. Mezclar el tomate triturado, el ajo picado, la pimienta negra molida, el pimentón ahumado, las espinacas picadas, el queso de cabra desmenuzado y la mantequilla.
4. Rellenar las berenjenas con esta mezcla.
5. Cubrir cada lámina de berenjenas con queso cheddar rallado.
6. Poner las berenjenas en la bandeja.
7. Precalentar el horno a 365°F.
8. Colocar la bandeja con las berenjenas en el horno y cocinar durante 25 minutos.

Nutrición: Calorías: 229 Grasa: 16 g Fibra: 4.6 g Carbohidratos: 9 g Proteínas: 13.8 g

Curry Korma

Tiempo de Preparación: 10 minutos

Tiempo de Cocción: 25 minutos

Porciones: 6

Ingredientes:

- 1,5 kg de pechuga de pollo, sin piel y deshuesada
- 1 cucharadita de garam masala
- 1 cucharadita de curry en polvo
- 1 cucharada de vinagre de sidra de manzana
- 1/2 crema de coco
- 1 taza de leche de almendras orgánica
- 1 cucharadita de cilantro molido
- 3/4 cucharadita de cardamomo molido
- 1/2 cucharadita de jengibre en polvo
- 1/4 cucharadita de pimienta de cayena
- 3/4 taza de sémola cucharadita de canela molida
- 1 tomate, cortado en cubos
- 1 cucharadita de aceite de aguacate
- 1/2 taza de agua

Instrucciones:

1. Trocear la pechuga de pollo y colocarla en la cacerola.
2. Añadir el aceite de aguacate y empezar a cocinarlo a fuego medio.
3. Aderezar el pollo con el garam masala, el curry en polvo, el vinagre de sidra de manzana, el cilantro molido, el cardamomo, el jengibre en polvo, la pimienta de cayena, la canela molida y el tomate en cubos. Mezclar los ingredientes con cuidado. Cocer durante 10 minutos.
4. Añadir el agua, la crema de coco y la leche de almendras. Saltear la comida durante 10 minutos más.

Nutrición: Calorías: 411 Grasa: 19.3 g Fibra: 0.9 g Carbohidratos: 6 g
Proteínas: 49.9 g

Barras de Calabacín

Tiempo de Preparación: 10 minutos
Tiempo de Cocción: 15 minutos
Porciones: 8
Ingredientes:

- 3 calabacín rallado
- 1/2 cebolla blanca, cortada en cubos
- 2 cucharaditas de mantequilla
- 3 huevos batidos
- 4 cucharadas de harina de coco
- 1 cucharadita de sal
- 1/2 cucharadita de pimienta negra molida
- 150 gramos de queso de cabra, desmenuzado
- 120 gramos de queso suizo rallado
- 1/2 taza de espinacas picadas
- 1 cucharadita de polvo de hornear
- 1/2 cucharadita de jugo de limón

Instrucciones:

1. En el tazón de la batidora, mezclar el calabacín rallado, la cebolla picada, los huevos, la harina de coco, la sal, la pimienta negra molida, el queso desmenuzado, las espinacas picadas, el polvo de hornear y el jugo de limón.
2. Añadir la mantequilla y batir la mezcla hasta que sea homogénea.
3. Forrar la bandeja del horno con papel de hornear.
4. Pasar la mezcla de calabacín a la bandeja del horno y aplanarla.
5. Precalentar el horno a 365°F y colocar la bandeja dentro.

6. Cocinar durante 15 minutos. A continuación, enfriar bien.
7. Cortar en barras.

Nutrición: Calorías: 199 Grasa: 1316 g Fibra: 215 g Carbohidratos: 7.1 g Proteínas: 13.1 g

Sopa de Champiñones

Tiempo de Preparación: 10 minutos

Tiempo de Cocción: 25 minutos

Porciones: 4

Ingredientes:

- 1 taza de agua
- 1 taza de leche de coco
- 1 taza de champiñones blancos troceados
- 1/2 zanahoria picada
- 1/4 cebolla blanca, cortada en cubos
- 1 cucharada de mantequilla
- 60 gramos de nabo troceado
- 1 cucharadita de eneldo seco
- 1/2 cucharadita de pimienta negra molida
- 3/4 cucharadita de pimentón ahumado
- 1 onza de tallo de apio, picado

Instrucciones:

1. Verter el agua y la leche de coco en la cacerola. Hervir el líquido.
2. Añadir los champiñones, las zanahorias y el nabo troceados. Hervir durante 10 minutos.
3. Mientras tanto, colocar la mantequilla en el sartén. Añadir la cebolla picada. Aderezar con eneldo, pimienta negra molida y pimentón ahumado. Asar la cebolla durante 3 minutos.
4. Añadir la cebolla asada a la mezcla de la sopa.

5. A continuación, añadir el tallo de apio picado. Cerrar la tapa.

6. Cocinar la sopa durante 10 minutos.

7. A continuación, verter en los tazones para servir.

Nutrición: Calorías: 181 Grasa: 17.3 g Fibra: 2.5 gCarbohidratos: 6.9 Proteínas: 2.4 g

Champiñones Portobello Rellenos

Tiempo de Preparación: 10 minutos

Tiempo de Cocción: 10 minutos

Porciones: 4

Ingredientes:

- 2 champiñones portobello
- 1 taza de espinacas picadas, al vapor
- 60 gramos de corazones de alcachofa, escurridos y picados
- 1 cucharada de crema de coco
- 1 cucharada de queso crema
- 1 cucharadita de ajo picado
- 1 cucharada de cilantro fresco picado
- 200 gramos de queso cheddar rallado
- 1/2 cucharadita de pimienta negra molida
- 2 cucharadas de aceite de oliva
- 1/2 cucharadita de sal

Instrucciones:

1. Aderezar los champiñones con aceite de oliva y colocarlos en la bandeja.

2. Colocar la bandeja en el horno precalentado a 360°F y asar durante 5 minutos.

3. Mientras tanto, mezclar los corazones de alcachofa, la crema de coco, el queso crema, el ajo picado y el cilantro picado.

4. Añadir el queso rallado en la mezcla y aderezar con pimienta negra molida y sal.

5. Rellenar los champiñones asados con la mezcla de queso y cocinarlos durante 5 minutos más. Servir los champiñones únicamente calientes.

Nutrición: Calorías: 183 Grasa: 16.3 g Fibra: 1.9 g Carbohidratos: 3 g Proteínas: 7.7 g

Ensalada de Lechuga

Tiempo de Preparación: 10 minutos

Tiempo de Cocción: 10 minutos

Porciones: 1

Ingredientes:

- 1 taza de lechuga romana, cortada en trozos grandes
- 200 gramos de seitán, picadas
- 1 cucharada de aceite de aguacate
- 1 cucharadita de semillas de girasol
- 1 cucharadita de jugo de limón
- 1 huevo, hervido y pelado
- 60 gramos de queso cheddar rallado

Instrucciones:

1. Colocar la lechuga en el tazón de la ensalada. Añadir el seitán picado y el queso rallado.

2. A continuación, picar el huevo de forma gruesa y añadirlo también al tazón de la ensalada.

3. Mezclar el jugo de limón con el aceite de aguacate.

4. Aderezar la ensalada con la mezcla de aceite y las semillas de girasol. No revolver la ensalada antes de servirla.

Nutrición: Calorías: 663 Grasa: 29.5 g Fibra: 4.7 g Carbohidratos: 3.8 g
Proteínas: 84.2 g

Sopa de Cebolla

Tiempo de Preparación: 10 minutos
Tiempo de Cocción: 25 minutos
Porciones: 6
Ingredientes:

- 2 tazas cebolla blanca, cortada en cubos
- 4 cucharada de mantequilla
- 1/2 taza de champiñones blancos troceados
- 3 tazas de agua
- 1 taza de nata espesa
- 1 cucharadita de sal
- 1 cucharadita de copos de chile
- 1 cucharadita de ajo en polvo

Instrucciones:

1. Poner la mantequilla en la cacerola y derretirla.
2. Añadir la cebolla blanca picada, los copos de chile y el ajo en polvo. Mezclar y saltear durante 10 minutos a fuego medio-bajo.
3. A continuación, añadir el agua, la nata espesa y los champiñones picados. Cerrar la tapa.
4. Cocinar la sopa durante 15 minutos más.
5. A continuación, licuar la sopa hasta conseguir una textura cremosa. Servirla con un cucharón en los tazones.

Nutrición: Calorías: 155 Grasa: 15.1 g; Fibra: 0.9 g Carbohidratos: 4.7 g;
Proteínas: 1.2 g

Capítulo 4. Arroz y Cereales

Congee de Arroz de Grano Largo y Pollo Vietnamita

Tiempo de Preparación: 10 minutos

Tiempo de Cocción: 18 minutos

Porciones: 4

Ingredientes:

- 1/8 taza de arroz jazmín sin cocer
- 1 pollo entero
- 3 trozos de raíz de jengibre fresco
- 1 tallo de citronela
- 1 cucharada de sal
- 1/4 taza de cilantro picado
- 1/8 taza de cebollín fresco picado
- Pimienta negra molida al gusto
- 1 lima, cortada en 8 cuartos

Instrucciones:

1. Colocar el pollo en una cacerola. Verter suficiente agua para cubrir el pollo. Mezclar el jengibre, la citronela y la sal; llevar a ebullición. Bajar el fuego, tapar y dejar cocer a fuego lento durante 1 hora u hora y media.

2. Filtrar el caldo y volver a ponerlo en una cacerola. Dejar que el pollo se enfríe, luego retirar los huesos y la piel y desmenuzarlos en trozos pequeños; dejar a un lado.

3. Añadir el arroz al caldo y llevar a ebullición. Poner el fuego a medio y cocinar durante 30 minutos, revolviendo de vez en cuando. Ajustar si es necesario con más agua o sal. El congee está

hecho, pero aún puede cocinarse durante 45 minutos para obtener una mejor consistencia.

4. Verter el congee en tazones y añadir el pollo, el cilantro, el cebollín y la pimienta. Exprimir el jugo de lima al gusto.

Nutrición: Calorías: 642 Grasa: 42.3 g Carbohidratos: 9.8 g Proteínas: 53

Sopa de Arroz Salvaje y Pollo Cremoso

Tiempo de Preparación: 5 minutos
Tiempo de Cocción: 18 minutos
Porciones: 8
Ingredientes:

- 4 tazas de caldo de pollo
- 2 tazas de agua
- 2 pechuga de pollo medio cocida y deshuesada, desmenuzada
- 1 paquete de arroz de grano largo de cocción rápida con un paquete de especias
- 1/2 cucharadita de sal
- 1/2 cucharadita de pimienta negra molida
- 3/4 taza de harina
- 1/2 taza de mantequilla
- 2 tazas de nata espesa

Instrucciones:

1. Combinar el caldo, el agua y el pollo en una cacerola grande a fuego medio. Llevar a ebullición; añadir el arroz y guardar el paquete de condimentos. Tapar y retirar del fuego.

2. Mezclar la harina con la sal y la pimienta. En un sartén de tamaño medio, derretir un poco de mantequilla a fuego medio. Incorporar el contenido de la bolsa de hierbas hasta que la mezcla burbujee. Bajar el fuego y añadir la mezcla de harina a la

cucharada para formar un roux. Incorporar la nata poco a poco hasta que se absorba por completo y quede suave. Hornear hasta que espese durante 5 minutos.

3. Añadir la mezcla de nata al caldo y al arroz—cocinar a fuego medio de 10 a 15 minutos.

Nutrición Calorías: 462 Grasa: 36.5 g Carbohidratos: 22.6 g Proteínas: 12 g

El Mejor Arroz Español

Tiempo de Preparación: 10 minutos

Tiempo de Cocción: 20 minutos

Porciones: 5

Ingredientes:

- 2 cucharadas de aceite
- 2 cucharadas de cebolla picada
- 1/2 tazas de arroz blanco sin cocer
- 2 tazas de caldo de pollo
- 1 taza de salsa con trozos

Instrucciones:

1. Calentar el aceite y añadir la cebolla y cocinarla hasta que esté tierna, unos 5 minutos.

2. Mezclar el arroz en un sartén, revolviendo a menudo. Cuando el arroz empiece a dorarse, añadir el caldo de pollo y la salsa. Bajar el fuego, tapar y cocer a fuego lento durante 20 minutos hasta que se absorba el líquido.

Nutrición: Calorías: 286 Grasa: 6.2 g Carbohidratos: 50.9 g Proteínas: 5.7 g

Arroz Pilaf Clásico

Tiempo de Preparación: 10 minutos

Tiempo de Cocción: 20 minutos

Porciones: 6

Ingredientes:

- 2 cucharadas de mantequilla
- 2 cucharadas de aceite de oliva
- 1/2 cebolla picada
- 2 tazas de arroz blanco de grano largo
- 3 tazas de caldo de pollo
- 1/2 cucharaditas de sal
- 1 pizca de azafrán (opcional)
- 1/4 cucharadita de pimienta de cayena

Instrucciones:

1. Precalentar el horno.
2. Calentar la mantequilla hasta que alcance una forma líquida.
3. Colocar la mantequilla derretida y el aceite de oliva en una cacerola grande a fuego medio.
4. Añadir y cocinar la cebolla picada, revolviendo continuamente hasta que la cebolla tenga un color marrón claro, de 7 a 8 minutos. Retirar del fuego.
5. Combinar el arroz y la cebolla en una bandeja para hornear de 9x13 pulgadas en una bandeja del horno. Mezclar bien para cubrir el arroz.
6. Mezclar el caldo de pollo, la sal, el azafrán y la pimienta de cayena en un sartén.
7. Verter la mezcla de caldo de pollo sobre el arroz en la cazuela y mezclar. Verter la mezcla uniformemente sobre el fondo de la cazuela. Cubrir firmemente con papel aluminio resistente.

8. Hornear y sacar del horno y dejar tapado durante 10 minutos. Retirar el papel aluminio y revolver con un tenedor para separar los granos de arroz.

Nutrición: Calorías: 312 Grasa: 9.1 g Carbohidratos: 51.7 g Proteínas: 5 g

Arroz Pilaf de Sarah

Tiempo de Preparación: 10 minutos

Tiempo de Cocción: 20 minutos

Porciones: 4

Ingredientes:

- 2 cucharadas de mantequilla
- 1/2 taza de orzo
- 1/2 taza de cebolla cortada en cubos
- 2 dientes de ajo finamente picados
- 1/2 taza de arroz blanco sin cocer
- 2 tazas de caldo de pollo

Instrucciones:

1. Disolver la mantequilla en un sartén. Hervir y mezclar la pasta orzo dorada.
2. Incorporar la cebolla y cocinarla hasta que esté transparente, luego agregar el ajo y cocinar durante 1 minuto.
3. Incorporar el arroz y el caldo de pollo. Bajar el fuego hasta que el arroz esté blando y el líquido se haya absorbido durante 20 a 25 minutos. Retirar del fuego y dejar reposar durante 5 minutos, y luego revolver con un tenedor.

Nutrición: Calorías: 244 Carbohidratos: 40 g Proteínas: 5.9 g

Arroz Frito Casero

Tiempo de Preparación: 10 minutos

Tiempo de Cocción: 23 minutos

Porciones: 8

Ingredientes:

- 1/2 taza de arroz blanco sin cocer
- 3 cucharadas de aceite de sésamo
- 1 cebolla picada pequeña
- 1 diente de ajo picado
- 1 taza de camarones pelados
- 1/2 taza de jamón cortado en cubos
- 1 taza de filete de pollo cocido picado
- 2 tallos de apio, picados
- 2 zanahorias, peladas y cortadas en cubos
- 1 pimiento verde picado
- 1/2 taza de guisantes verdes
- 1 huevo batido
- 1/4 taza de salsa de soja

Instrucciones:

1. Cocer el arroz.
2. Mientras se cocina el arroz, calentar un wok o un sartén grande a fuego medio. Verter el aceite de sésamo y saltear la cebolla hasta que se dore. Añadir el ajo, los camarones, el jamón y el pollo. Cocinar hasta que los camarones estén rosados.
3. Reducir el fuego y añadir el apio, la zanahoria, el pimiento verde y los guisantes. Cocer hasta que las verduras estén blandas. Incorporar el huevo batido y cocinar.
4. Cuando el arroz esté cocido, mezclar con las verduras y la salsa de soja.

Nutrición: Calorías: 236 Grasa: 8.4 g Carbohidratos: 26.4 g; Proteínas: 13 g

Arroz con Arándanos

Tiempo de Preparación: 5 minutos

Tiempo de Cocción: 23 minutos

Porciones: 6

Ingredientes:

- 2/3 taza de arroz integral sin cocer
- 1/2 tazas de agua
- 2 cucharadas de salsa de arándanos en lata
- 1/2 taza de arándanos secos
- Sal y pimienta negra al gusto
- 1/4 taza de nueces picadas

Instrucciones:

1. Cocer el arroz.
2. Machacar la salsa de arándanos en un tazón pequeño con un tenedor y mezclar con el arroz integral.
3. Colocar los arándanos rojos secos en un tazón y cocinarlos a fuego alto en el microondas durante unos 30 segundos. Incorporar los arándanos al arroz. Sazonar con sal y pimienta negra; espolvorear con nueces.

Nutrición:

- Calorías: 129 Grasa: 3.7 g Carbohidratos: 23.4 g Proteínas: 1.6 g

Arroz Picante

Tiempo de Preparación: 10 minutos

Tiempo de Cocción: 23 minutos

Porciones: 6

Ingredientes:

- 1 cucharada de aceite vegetal
- 1 taza de arroz blanco de grano largo

- 1 lata de pimientos verdes picados
- 1 cucharadita de pimienta negra molida
- 2 tazas de caldo de pollo

Instrucciones:

1. Calentar el aceite vegetal. Revolver el arroz en el aceite caliente.
2. Añadir los pimientos verdes y seguir cocinando hasta que el arroz empiece a dorarse un poco, de 2 a 3 minutos.
3. Sazonar el arroz con pimienta. Añadir el caldo en el sartén; llevar a ebullición.
4. Reducir el fuego a bajo, tapar la olla y cocinar hasta que el caldo se haya absorbido.

Nutrición: Calorías: 83 Grasa: 2.6 g Carbohidratos: 13 g Proteínas: 1.9 g

Arroz con Ajo

Tiempo de Preparación: 5 minutos
Tiempo de Cocción: 15 minutos
Porciones: 6
Ingredientes:

- 2 cucharadas de aceite vegetal
- 1/2 cucharadas de ajo picado
- 2 cucharadas de carne de cerdo molida
- 4 tazas de arroz blanco cocido
- 1/2 cucharaditas de sal de ajo
- Pimienta negra molida al gusto

Instrucciones:

1. Calentar el aceite. Añadir el ajo y la carne de cerdo molida. Hervir y revolver hasta que el ajo esté dorado.

2. Incorporar el arroz blanco cocido y sazonar con ajo, sal y pimienta. Hornear y revolver hasta que la mezcla esté caliente y bien mezclada durante unos 3 minutos.

Nutrición: Calorías: 83 Grasa: 2.6 g Carbohidratos: 13 g; Proteínas: 1.9 g

Arroz Dulce

Tiempo de Preparación: 10 minutos

Tiempo de Cocción: 15 minutos

Porciones: 6

Ingredientes:

- 1 taza de arroz blanco de grano largo sin cocer
- 2 cucharadas de mantequilla sin sal
- 2 tazas de agua
- 2 tazas de leche entera
- 1 cucharada de harina todo uso
- 1/3 taza de azúcar blanca
- 1 huevo
- 1/2 cucharadita de extracto de vainilla
- 1 taza de leche entera
- 2/3 taza de nata espesa
- 1/2 taza de pasas (opcional)
- 1/2 taza de sémola cucharadita de canela molida

Instrucciones:

1. Añadir arroz y mantequilla al agua en una cacerola grande y llevar a ebullición a fuego alto.

2. Mezclar 2 tazas de leche, la harina, el azúcar, el huevo y el extracto de vainilla en un tazón y verter la mezcla de leche sobre el arroz cocido. Mezclar y cocer a fuego lento durante 15 minutos.

3. Incorporar 1 taza de leche entera, la nata, las pasas y la canela hasta que esté bien mezclado.

Nutrición:

- Calorías: 418
- Grasa: 18.6 g
- Carbohidratos: 55 g
- Proteínas: 8.6 g

Capítulo 5. Ensalada

Ensalada de Lentejas y Salmón

Tiempo de Preparación: 25 minutos

Tiempo de Cocción: 25 minutos

Porciones: 4

Ingredientes:

- 2 tazas de caldo de verduras
- 1 lentejas verdes enjuagadas
- 1 cebolla roja picada
- 1/2 taza de perejil picado
- 120 gramos de salmón ahumado rallado
- 2 cucharadas de cilantro picado
- 1 pimiento rojo picado
- 1 limón, exprimido
- Sal y pimienta al gusto

Instrucciones:

1. Cocinar el caldo de verduras y las lentejas en una cacerola durante 15 a 20 minutos, a fuego lento. Comprobar que se ha absorbido todo el líquido y retirar del fuego.
2. Verter en una ensaladera y cubrir con pimiento rojo, perejil, cilantro y sal y pimienta (al gusto) y mezclar.
3. Mezclar con el jugo de limón y el salmón desmenuzado.
4. Esta ensalada debe servirse fresca.

Nutrición: Calorías: 260 Grasa: 2 g Fibra: 8 g Carbohidratos: 17 g Proteínas: 11 g

Ensalada de Tomates con Pimientos

Tiempo de Preparación: 20 minutos

Tiempo de Cocción: 20 minutos

Porciones: 4

Ingredientes:

- 1 pimiento amarillo, descorazonado y cortado en cubos
- 4 pepinos, cortados en cubos
- 1 cebolla roja picada
- 1 cucharada de vinagre balsámico
- 2 cucharadas de aceite de oliva extra virgen
- 4 tomates cortados en cubos
- 2 pimientos rojos descorazonados y cortados en cubos
- 1 una pizca de copos de chile
- Sal y pimienta al gusto

Instrucciones:

1. Mezclar todos los ingredientes anteriores en una ensaladera, excepto la sal y la pimienta.
2. Sazonar con sal y pimienta al gusto y mezclar bien.
3. Comer mientras esté fresco.

Nutrición:

- Calorías: 260 Grasa: 2 g Fibra: 8 g Carbohidratos: 17 g Proteínas: 11 g

Ensalada de Bulgur

Tiempo de Preparación: 20 minutos

Tiempo de Cocción: 30 minutos

Porciones: 4

Ingredientes:

- 2 tazas de caldo de verduras
- 2/3 taza de bulgur sin cocer
- 1 diente de ajo picado
- 1 taza de tomates cherry, cortados por la mitad

- 2 cucharadas de Almendras, en rodajas
- 1/4 taza, deshuesada y picada
- 1 cucharada de jugo de limón
- 500 gramos de espinacas pequeñas
- 1 pepino, cortado en cubos
- 1 cucharada de vinagre balsámico
- Sal y pimienta al gusto
- 2 cucharadas de semillas mixtas

Instrucciones:

1. Verter el caldo en la cacerola y calentar hasta que esté caliente, luego agregar el bulgur y cocinar hasta que el bulgur haya absorbido todo el caldo.
2. Colocar en una ensaladera y añadir el resto de los ingredientes, revolver bien.
3. Sazonar con sal y pimienta a tu gusto.
4. Servir y comer inmediatamente.

Nutrición: Calorías: 260 Grasa: 2 g Fibra: 8 gCarbohidratos: 17 g

Proteínas: 11 g

Ensalada de Atún Deliciosa

Tiempo de Preparación: 15 minutos

Tiempo de Cocción: 30 minutos

Porciones: 4

Ingredientes:

- 1/4 taza de aceitunas verdes en rodajas
- 1 lata de atún escurrido en agua
- 2 cucharadas de piñones
- 1 tarro de corazones de alcachofa, escurridos y picados
- 2 cucharadas de aceite de oliva extra virgen

- 1 jugo de limón
- 2 hojas de rúcula
- 1 cucharada de mostaza de Dijon
- Sal y pimienta al gusto

Instrucciones:

1. Mezclar la mostaza, el aceite y el jugo de limón en un tazón para hacer un aderezo. Combinar los corazones de alcachofa, el atún, las aceitunas verdes, la rúcula y los piñones en una ensaladera.
2. En una ensaladera aparte, mezclar el atún, la rúcula, los piñones, los corazones de alcachofa y el atún.
3. Verter la mezcla de aderezo sobre la ensalada y servirla fresca.

Nutrición: Calorías: 260Grasa: 3 g Fibra: 10 g Carbohidratos: 20 gProteínas: 9 g

Ensalada Agridulce de Espinacas

Tiempo de Preparación: 15 minutos

Tiempo de Cocción: 30 minutos

Porciones: 4

Ingredientes:

- 2 cebollas rojas en rodajas
- 4 hojas de espinacas pequeñas
- 1/2 cucharadita de aceite de sésamo
- 2 cucharadas de vinagre de sidra de manzana
- 1 cucharadita de miel
- 2 cucharadas de semillas de sésamo
- Sal y pimienta al gusto

Instrucciones:

Mezclar la miel, el aceite de sésamo, el vinagre y las semillas de sésamo en un tazón pequeño para hacer un aderezo. Añadir sal y pimienta al gusto.

1. Juntar las cebollas rojas y las espinacas en una ensaladera.
2. Verter el aderezo sobre la ensalada y servirla mientras esté fría y fresca.

Nutrición: Calorías: 260 Grasa: 3 g Fibra: 10 g Carbohidratos: 20 g; Proteínas: 9 g

Ensalada de Berenjena Fácil

Tiempo de Preparación: 15 minutos

Tiempo de Cocción: 30 minutos

Porciones: 4

Ingredientes:

- Sal y pimienta al gusto
- 2 berenjena en rodajas
- 1 cucharadita de pimentón ahumado
- 2 cucharadas de aceite de oliva extra virgen
- 2 dientes de ajo picados
- 2 tazas de verduras mixtas
- 2 cucharadas de vinagre de jerez

Instrucciones:

1. Mezclar el ajo, el pimentón y el aceite en un tazón pequeño.
2. Colocar la berenjena en un plato y rociar con sal y pimienta al gusto. A continuación, pincelar la mezcla de aceite sobre la berenjena.
3. Cocinar las berenjenas en un sartén a fuego medio hasta que se doren por ambos lados. Una vez cocidas, colocar las berenjenas en una ensaladera.
4. Cubrir con verduras y vinagre, servir y comer.

Nutrición: Calorías: 110 Grasa: 3.5 g Fibra: 10.3 g Carbohidratos: 18 g; Proteínas: 9

La Ensalada de Batata Más Dulce

Tiempo de Preparación: 15 minutos

Tiempo de Cocción: 30 minutos

Porciones: 4

Ingredientes:

- 2 cucharadas de miel
- 1 cucharadita de especia de zumaque
- 2 batata cortada en rodajas finas
- 3 cucharadas de aceite de oliva extra virgen
- 1 cucharadita de menta seca
- 1 cucharada de vinagre balsámico
- Sal y pimienta al gusto
- 1 granada con semillas
- 3 tazas de verduras mixtas

Instrucciones:

1. Colocar las rodajas de batata en un plato y añadir zumaque, menta, sal y pimienta por ambos lados. A continuación, rociar con aceite y miel por ambos lados.
2. Colocar aceite en un sartén de la parrilla y calentar. Asar las batatas a fuego medio hasta que se doren por ambos lados.
3. Colocar las batatas en una ensaladera y cubrirlas con granada y verduras mixtas.
4. Revolver y comer de inmediato.

Nutrición:

- Calorías: 110
- Grasa: 3.5 g
- Fibra: 10.3 g
- Carbohidratos: 18 g; Proteínas: 9 g

Ensalada de Garbanzos Deliciosa

Tiempo de Preparación: 15 minutos

Tiempo de Cocción: 30 minutos

Porciones: 4

Ingredientes:

- 1 lata de garbanzos, escurridos
- 1 taza de tomates cherry, cortados en cuartos
- 1/2 taza de perejil picado
- 1/2 taza de uvas rojas sin semillas, cortadas por la mitad
- 120 gramos de queso feta, cortado en cubos
- Sal y pimienta al gusto
- 1 cucharada de jugo de limón
- 1/4 taza de yogurt griego
- 2 cucharadas de aceite de oliva extra virgen

Instrucciones:

1. En una ensaladera, mezclar el perejil, los garbanzos, las uvas, el queso feta y los tomates.
2. Añadir el resto de los ingredientes, sazonar con sal y pimienta al gusto.
3. Esta ensalada fresca es mejor si se sirve de inmediato.

Nutrición:

- Calorías: 115
- Grasa: 4 g; Fibra: 11 g
- Carbohidratos: 20 g; Proteínas: 10 g

Ensalada de Cuscús y Rúcula

Tiempo de Preparación: 15 minutos

Tiempo de Cocción: 20 minutos

Porciones: 4

Ingredientes:

- 1/2 taza de cuscús
- 1 taza de caldo de verduras
- 1 puñado de espárragos pelados
- 1 limón, exprimido
- 1 cucharadita de estragón seco
- 2 tazas de rúcula
- Sal y pimienta al gusto

Instrucciones:

1. Calentar el caldo de verduras en una olla hasta que esté caliente. Retirar del fuego y añadir el cuscús. Tapar hasta que el cuscús haya absorbido todo el caldo.
2. Verter en un bol y esponjar con un tenedor y dejar enfriar.
3. Pelar los espárragos con un pelador de verduras, formando cintas y colocarlos en un bol con el cuscús.
4. Mezclar el resto de los ingredientes y añadir sal y pimienta al gusto.
5. Servir la ensalada inmediatamente.

Nutrición:

- Calorías: 100; Grasa: 6 g
- Fibra: 13 g; Carbohidratos: 25 g
- Proteínas: 10 g

Ensalada de Espinacas y Feta a la Parrilla

Tiempo de Preparación: 10 minutos

Tiempo de Cocción: 25 minutos

Porciones: 4

Ingredientes:

- 500 gramos de queso feta, rebanado
- 1/4 taza de aceitunas negras, rebanadas
- 1/4 taza de aceitunas verdes en rodajas
- 4 tazas de espinacas pequeñas
- 2 dientes de ajo picados
- 1 cucharadita de alcaparras picadas
- 2 cucharadas de aceite de oliva extra virgen
- 1 cucharada de vinagre de vino tinto

Instrucciones:

1. Asar las rodajas de queso feta a fuego medio o alto hasta que se doren por ambos lados.
2. En una ensaladera, mezclar las aceitunas verdes, las aceitunas negras y las espinacas.
3. En un tazón aparte, mezclar el vinagre, las alcaparras y el aceite para hacer un aderezo.
4. Cubrir la ensalada con el aderezo y el queso, y ya está lista para servir.

Nutrición:

- Calorías: 100
- Grasa: 6 g
- Fibra: 13 g
- Carbohidratos: 25 g
- Proteínas: 10 g

Capítulo 6. Sopas

Sopa Italiana de Brócoli y Patatas

Tiempo de Preparación: 10 minutos

Tiempo de Cocción: 45 minutos

Porciones: 4

Ingredientes:

- 500 gramos de brócoli, cortado en ramilletes
- 2 patatas, peladas y picadas
- 4 tazas de caldo de verduras
- 1/2 cucharadita de romero seco
- 1/2 cucharadita de sal
- 1/2 taza de crema agria

Instrucciones:

1. Colocar el brócoli y las patatas en la olla instantánea. Verter el caldo y cerrar la tapa. Cocinar en el modo Sopa/Caldo durante 20 minutos a fuego alto. Liberar rápidamente y pasar a la batidora.
2. Triturar para mezclar e incorporar la crema agria y añadir la sal.

Nutrición:

- Calorías: 123
- Grasa: 13 g
- Fibra: 58 g
- Carbohidratos: 11 g; Proteínas: 12 g

Sopa de Brócoli con Gorgonzola

Tiempo de Preparación: 10 minutos

Tiempo de Cocción: 35 Minutos

Porciones: 4

Ingredientes:

- 500 gramos de queso Gorgonzola, desmenuzado
- 1 taza de brócoli, finamente picado
- 4 tazas de agua
- 1 cucharada de aceite de oliva
- 1/2 taza de leche entera
- 1 cucharada de perejil, picado finamente
- 1/2 cucharadita de sal
- 1/4 cucharadita de Pimienta negra, molida

Instrucciones:

1. Añadir todos los ingredientes a la olla instantánea, cerrar la tapa y cocinar en modo Sopa/Caldo durante 30 minutos a alta presión. Hacer una liberación rápida. Retirar la tapa y espolvorear con perejil fresco. Servir caliente.

Nutrición:

- Calorías: 132
- Grasa: 11 g
- Fibra: 50 g
- Carbohidratos: 18 g
- Proteínas: 12 g

Sopa de Comida Reconfortante

Tiempo de Preparación: 10 minutos

Tiempo de Cocción: 30 Minutos

Porciones: 8

Ingredientes:

- 1 taza de guisantes amarillos partidos
- 1 taza de lentejas rojas
- 1 cebolla grande picada en trozos grandes
- 2 zanahorias, peladas y cortadas en trozos grandes

- 5 dientes de ajo, picados
- 1/2 cucharadita de comino molido
- Sal y pimienta negra
- 8 taza de caldo de pollo
- 2 cucharadas de jugo de limón fresco

Instrucciones:

1. En la olla instantánea, colocar todos los ingredientes excepto el jugo de limón y revolver para unirlos.
2. Cerrar la tapa y colocar la presión.
3. Cocinar durante 30 minutos.
4. Seleccionar "Cancelar" y hacer una liberación "Natural".
5. Retirar la tapa y añadir el jugo de limón.
6. Servir caliente.

Nutrición:

- Calorías: 226
- Carbohidratos: 34.3 g
- Proteínas: 17.7 g
- Grasa: 2.1 g
- Sodio: 801 mg
- Fibra: 14.5 g

Estofado de Comida Agradable

Tiempo de Preparación: 20 minutos
Tiempo de Cocción: 1 hora 6 minutos
Porciones: 8
Ingredientes:

- 1/4 tazas de harina
- Sal y pimienta negra
- 1 Kg de paleta de cordero, cortadas en cubos de 1 pulgada

- 2 cucharadas de aceite de oliva
- 1/2 tazas de apio picado
- 1/2 tazas de zanahorias, peladas y picadas
- 1/2 tazas de hinojo picado
- 1/2 tazas de puerros, en rodajas
- 1 cucharadita de romero seco, triturado
- 2 cucharadas de brandy
- 1 lata de tomates picados
- 1 lata de garbanzos, escurridos y enjuagados
- 2 tazas de caldo de carne
- 1 hoja de laurel
- 2 cucharadas de perejil fresco picado

Instrucciones:

1. Unir la harina, la sal y la pimienta negra.
2. Añadir los cubos de cordero y mezclar para cubrirlos bien.
3. Colocar el aceite en la olla instantánea y seleccionar "Saltear". A continuación, añadir los cubos de cordero en 2 tandas y cocinar durante unos 4-5 minutos.
4. Con una espumadera, pasar los cubos de cordero a un tazón.
5. En la olla, añadir el apio, las zanahorias, el hinojo y cocinar durante unos 5 minutos.
6. Añadir el romero y el brandy y cocinar durante 1 minuto aproximadamente, raspando los trozos dorados del fondo.
7. Seleccionar "Cancelar" e incorporar los cubos de cordero cocido, los tomates, los garbanzos, el caldo y la hoja de laurel.
8. Cocinar durante unos 45 minutos.
9. Seleccionar "Cancelar" y hacer una liberación "Natural".
10. Retirar la tapa y servir caliente con el aderezo de perejil.

Nutrición:

- Calorías: 478
- Carbohidratos: 28.5 g
- Proteínas: 49.7 g
- Grasa: 17.4 g
- Sodio: 634 mg; Fibra: 5.7 g

Sopa de Garbanzos Emocionante

Tiempo de Preparación: 10 minutos

Tiempo de Cocción: 8 Minutos

Porciones: 6

Ingredientes:

- 2 cucharadas de aceite de oliva
- 1 taza cebolla picada
- 4-5 dientes de ajo, triturados
- 1 taza de zanahoria, pelada y picada
- 1 taza de tallo de apio, picado
- 2 as de garbanzos, escurridos y enjuagados
- 1 lata de tomates asados al fuego
- 2 cucharadas de pasta de tomate
- 1 cucharada de tomates secados al sol
- 1/2 taza de sémola cucharadita de canela molida
- 2 cucharaditas de comino molido
- 2 cucharaditas de pimentón
- 2 cucharaditas de cilantro molido
- Sal y pimienta negra
- 4 tazas de caldo de verduras
- 2 tazas de espinacas frescas, picadas
- 1 cucharada de jugo de limón fresco

Instrucciones:

1. En la olla instantánea, colocar todos los ingredientes excepto las espinacas y el jugo de limón y revolver para unirlos.
2. Cocinar durante unos 8 minutos.
3. Seleccionar "Cancelar" y hacer una liberación "Natural" durante unos 10 minutos.
4. Retirar la tapa y aplastar algunos frijoles con un machacador de papas.
5. Incorporar las espinacas y el jugo de limón y dejar reposar unos 5 minutos antes de servir.

Nutrición:

- Calorías: 352
- Carbohidratos: 50.5 g
- Proteínas: 18.2 g
- Grasa: 9.9 g
- Sodio: 938 mg
- Fibra: 14 g

Salsa Napolitana Clásica

Tiempo de Preparación: 10 minutos

Tiempo de Cocción: 45 minutos

Porciones: 4

Ingredientes:

- 500 gramos de champiñones
- 2 tazas de tomates enlatados, cortados en cubos
- 1 zanahoria picada
- 1 cebolla picada
- 1 rama de apio picada
- 1 cucharada de aceite de oliva

- 1 cucharadita de sal
- 1/2 cucharadita de pimentón
- 1 cucharadita de salsa de pescado
- 1 taza de agua

Instrucciones:

1. Calentar el aceite de oliva en el modo Saltear. Sofreír la zanahoria, la cebolla, el apio y el pimentón, durante 5 minutos. Unir todos los ingredientes restantes, excepto los tomates, y cocinar durante 5-6 minutos más, hasta que la carne esté ligeramente dorada. Cerrar la tapa.
2. Cocinar a alta presión durante 20 minutos. Cuando esté hecho, liberar el vapor de forma natural, durante unos 10 minutos. Pulsar el botón de Saltear, y cocinar durante 7-8 minutos para espesar la salsa.

Nutrición:

- Calorías: 269
- Carbohidratos: 41.5 g
- Proteínas: 11.4 g
- Grasa: 9.5 g
- Sodio: 549 mg
- Fibra: 9 g

Estofado de Invierno para Cenar

Tiempo de Preparación: 5 minutos

Tiempo de Cocción: 14 Minutos

Porciones: 6

Ingredientes:

- 3 cucharadas de aceite de oliva extra virgen
- 1 cebolla pequeña

- 1 pimiento verde pequeño
- 1/2 tazas de tomate picado
- 2 dientes de ajo picados
- 1/4 tazas de cilantro fresco, picado y dividido
- 2 hojas de laurel
- 2 cucharaditas de pimentón
- Sal y pimienta negra
- 1 taza de caldo de pescado
- 500 gramos de camarones, pelados y desvenados
- 12 almejas de cuello pequeño
- 250 gramos de filetes de bacalao, cortados en trozos de 2 pulgadas

Instrucciones:

1. Colocar el aceite en la olla instantánea y seleccionar "Saltear". A continuación, añadir la cebolla, el pimiento, los tomates, el ajo, 2 cucharadas de cilantro, las hojas de laurel, el pimentón, la sal y la pimienta negra, y cocinar durante unos 3-4 minutos.
2. Seleccionar "Cancelar" y añadir el caldo.
3. Sumergir las almejas y los camarones en la mezcla de verduras y cubrir con los filetes de bacalao.
4. Cocinar durante unos 10 minutos.
5. Seleccionar "Cancelar" y hacer una liberación "Natural" durante unos 10 minutos, luego hacer una liberación "Rápida".
6. Retirar la tapa y servir caliente con el aderezo del cilantro restante.

Nutrición:

- Calorías: 450
- Carbohidratos: 6.2 g
- Proteínas: 79.3 g

- Grasa: 11.9 g
- Sodio: 487 mg
- Fibra: 1.4 g

Estofado de Garbanzos para el Lunes sin Carne

Tiempo de Preparación: 10 minutos

Tiempo de Cocción: 16 minutos

Porciones: 8

Ingredientes:

- 1/4 tazas de aceite de oliva
- 1 cebolla picada
- 7 dientes de ajo, picados finamente
- 1 taza de sémola cucharadita de canela molida
- 1/2 cucharadita de comino molido
- 2 cucharaditas de pimentón dulce
- 1/8 cucharadita de pimienta de cayena
- 3 latas de garbanzos, enjuagados y escurridos
- 1 lata de tomates picados
- 1 taza de zanahorias, peladas y picadas
- 4 tazas de caldo de verduras bajo en sodio
- Sal y pimienta negra molida
- 200 gramos de espinacas pequeñas frescas

Instrucciones:

1. Colocar el aceite en la olla instantánea y seleccionar "Saltear". A continuación, añadir la cebolla y cocinar durante unos 3-4 minutos.
2. Colocar el ajo y cocinar durante 1 minuto aproximadamente.
3. Añadir las especias y cocinar durante aproximadamente 1 minuto.

4. Seleccionar "Cancelar" e incorporar los garbanzos, los tomates cortados en cubos con jugo, las zanahorias y el caldo.
5. Retirar la tapa y con un machacador de patatas, triturar la mayor parte del estofado.
6. Añadir las espinacas y revolver hasta que se ablanden.
7. Servir inmediatamente.

Nutrición:

- Calorías: 279
- Carbohidratos: 42.5 g
- Proteínas: 10.4 g
- Grasa: 8.5 g
- Sodio: 549 mg
- Fibra: 9 g

Estofado de Pescado Fragante

Tiempo de Preparación: 10 minutos

Tiempo de Cocción: 15 minutos

Porciones: 4

Ingredientes:

- 4 cucharadas de aceite de oliva extra virgen
- 1 cebolla roja mediana, cortada en rodajas finas
- 4 dientes de ajo, picados
- 1/2 tazas de vino blanco seco
- 250 gramos de patatas rojas, cortadas en cubos
- 1 lata de tomates picados con jugos
- 1/8 cucharadita de pimienta roja
- Sal y pimienta negra
- 1 jugo de almeja embotellado
- 2 1/2 tazas de agua

- 1 Kg de lubina, cortada en trozos de 2 pulgadas
- 2 cucharadas de eneldo fresco, picado
- 2 cucharadas de jugo de limón fresco

Instrucciones:

1. Colocar 2 cucharadas de aceite en la olla instantánea y seleccionar "Saltear". A continuación, añadir la cebolla.
2. Colocar el ajo y cocinar durante 1 minuto aproximadamente.
3. Añadir el vino y cocinar durante aproximadamente 1 minuto, raspando los trozos dorados del fondo.
4. Seleccionar "Cancelar" e incorporar las patatas, los tomates con su jugo, los copos de pimiento rojo, la sal, la pimienta negra, el jugo de almejas y el agua.
5. Retirar la tapa y seleccionar "Saltear".
6. Incorporar los trozos de pescado y cocinar durante unos 5 minutos.
7. Seleccionar "Cancelar" e incorporar el eneldo y el jugo de limón.
8. Servir caliente.

Nutrición:

- Calorías: 533
- Carbohidratos: 24.8 g
- Proteínas: 56.8 g
- Grasa: 20.4 g
- Sodio: 458 mg
- Fibra: 3.4 g

Sopa Verde Brillante

Tiempo de Preparación: 3 minutos

Tiempo de Cocción: 7 minutos

Porciones: 4

Ingredientes:

- 2 cucharadas de aceite de oliva
- 1 tallo grande de apio, picado
- 1 cebolla mediana picada finamente
- 500 gramos de brócoli picado
- 2 patatas blancas medianas, peladas y cortadas en cubos
- 2 dientes de ajo grandes, picados
- 4 tazas de caldo de verduras
- Sal y pimienta negra
- 1/2 tazas de crema de coco
- 1 cucharada de jugo de limón fresco

Instrucciones:

1. Colocar el aceite en la olla instantánea y seleccionar "Saltear". A continuación, añadir el apio y la cebolla y cocinar durante unos 3-4 minutos.
2. Seleccionar "Cancelar" e incorporar el resto de los ingredientes, excepto el jugo de limón.
3. Elegir "Cancelar" y hacer una liberación "Natural" durante unos 5 minutos, luego hacer una liberación "Rápida".
4. Retirar la tapa y con una batidora de inmersión, batir la sopa hasta que esté suave.
5. Batir la crema de coco y el jugo de limón y servir.

Nutrición:

- Calorías: 294
- Carbohidratos: 30.1 g
- Proteínas: 11 g
- Grasa: 16.1 g
- Sodio: 856 mg
- Fibra: 6.9 g

Capítulo 7. Postres

Pastel de Postre

Tiempo de Preparación: 10 minutos

Tiempo de Cocción: 18 minutos

Porciones: 12

Ingredientes:

- 1/3 taza de harina todo uso
- 1 paquete de queso crema
- 500 gramos de nada montada para decorar
- 1 paquete de pudín de chocolate instantáneo
- 1/2 taza de mantequilla, azúcar blanca

Instrucciones:

1. Precalentar el horno.
2. Mezclar la mantequilla, la harina y 1/4 de taza de azúcar hasta que la mezcla parezca pan rallado grueso. Hornear hasta que se dore ligeramente para dejar enfriar a temperatura ambiente.
3. Batir el queso crema y 1/2 taza de azúcar hasta obtener una mezcla homogénea. Incorporar la mitad de la nada montada. Extender la mezcla sobre la corteza enfriada.
4. Mezclar el pudín en el mismo tazón según las instrucciones del paquete. Extender sobre la mezcla de queso crema.
5. Adornar con el resto de la nada montada. Enfriar en la nevera.

Nutrición:

- Calorías: 376
- Grasa: 23 g
- Proteínas: 3.6 g

Bolas de Dátil

Tiempo de Preparación: 10 minutos

Tiempo de Cocción: 5 minutos

Porciones: 1

Ingredientes:

- 3/4 taza de nueces
- 12 dátiles Medjool
- 1/2 taza de mantequilla
- 1 taza de pistachos
- 1 taza de hojuelas de coco

Instrucciones:

1. Precalentar el horno.
2. Meter las nueces en una bandeja de horno y tostarlas durante 5 minutos.
3. Mezclar las nueces tostadas durante 30 segundos o hasta que estén uniformemente molidas. Transferir las nueces a un tazón mediano.
4. En el procesador de alimentos, triturar los dátiles Medjool y la mantequilla durante 2 minutos hasta que la mezcla se asemeje a una pasta.
5. Mezclar las nueces y la pasta de dátiles.
6. Colocar los pistachos molidos y las hojuelas de coco en un tazón pequeño separado.
7. Colocar y presentar cada bola de dátil en un mini molde para magdalenas, servir.

Nutrición:

- Calorías: 212
- Grasa: 25 g ; Proteínas: 3.6 g

Pecanas Recubiertas de Azúcar

Tiempo de Preparación: 10 minutos

Tiempo de Cocción: 1 hora

Porciones: 12

Ingredientes:

- 1 clara de huevo
- 1 cucharada de agua
- 500 gramos de mitades de pecanas
- 1 taza de azúcar blanca
- 1/2 taza de sémola cucharadita de canela molida

Instrucciones:

1. Precalentar el horno.
2. Mezclar las claras de huevo y el agua hasta que estén espumosas. Combinar el azúcar, añadir a la lista de ingredientes, y la canela en otro tazón.
3. Incorporar las pecanas a las claras de huevo y revolver para cubrir las nueces. Retirar las nueces y mezclarlas con el azúcar hasta que queden bien cubiertas.
4. Hornear durante 1 hora y batir cada 15 minutos.

Nutrición:

- Calorías: 328
- Grasa: 27.2 g
- Proteínas: 3.8 g

Crema para Untar de Jalapeños

Tiempo de Preparación: 10 minutos

Tiempo de Cocción: 3 minutos

Porciones: 32

Ingredientes:

- 2 paquetes de queso crema, ablandado
- 1/2 taza de mayonesa
- 1 (4-gramos) lata de pimientos verdes picados, escurridos
- gramos de chiles jalapeños picados, enlatados y escurridos
- 1 taza de queso parmesano rallado

Instrucciones:

1. Mezclar el queso crema y la mayonesa hasta que esté suave. Revolver los pimientos y los chiles jalapeños.
2. Verter la mezcla en el microondas y espolvorear con queso parmesano.
3. Calentar en el microondas a máxima potencia, unos 3 minutos.

Nutrición:

- Calorías: 110
- Grasa: 11.1 g
- Proteínas: 2.1 g

Eclairs Franceses Deliciosos

Tiempo de Preparación: 10 minutos
Tiempo de Cocción: 43 minutos
Porciones: 12
Ingredientes:

- 1/2 taza de mantequilla
- 1 taza de agua hirviendo
- 1 taza de harina tamizada
- 4 huevos
- Una pizca de sal

Instrucciones:

1. En una cacerola mediana, combinar la mantequilla, la sal y el agua hirviendo. Llevar a ebullición, luego reducir el fuego y añadir una taza de harina a la vez.
2. Retirar del fuego y añadir los huevos, de uno en uno, batiendo bien para incorporarlos completamente después de cada adición.
3. Colocar en una bandeja para hornear forrada y hornear durante 20 minutos en un horno precalentado a 450°F. Reducir la temperatura a 350°F y hornear durante 20 minutos más o hasta que se dore. Dejar enfriar y rellenar con nata montada azucarada o crema pastelera.

Nutrición:

- Calorías: 220
- Grasa: 17 g; Proteínas: 5 g

Batido Dulce de Mezcla Tropical

Tiempo de Preparación: 10 minutos
Tiempo de Cocción: 5 minutos
Porciones: 4
Ingredientes:

- 1 banana, pelada
- 1 mango en rodajas
- 1 taza de piña fresca
- 1/2 taza de agua de coco

Instrucciones:

1. Colocar todo en una licuadora.
2. Licuar hasta obtener una mezcla homogénea.
3. Batir en un recipiente de cristal y dejar enfriar en la nevera durante al menos 30 minutos.

Nutrición:

- Calorías: 73
- Carbohidratos: 18.6 g
- Proteínas: 0.8 g
- Grasa: 0.5 g

Piña con Jengibre

Tiempo de Preparación: 10 minutos

Tiempo de Cocción: 5 minutos

Porciones: 4

Ingredientes:

- 300 gramos de piña fresca
- 1/2 cucharadita de jengibre molido
- 1 cucharada de mantequilla de almendras, suavizada

Instrucciones:

1. Cortar la piña en trozos y untarla con mantequilla de almendras.
2. Después, espolvorear cada trozo de piña con jengibre molido.
3. Precalentar la parrilla a 400°F.
4. Asar la piña durante 2 minutos por cada lado.
5. La fruta cocida debe tener una superficie de color marrón claro por ambos lados.

Nutrición:

- Calorías: 61 g
- Grasa: 2.4 g
- Fibra: 1.4 g
- Carbohidratos: 10.2 g; Proteínas: 1.3 g

Paletas de Yogurt con Miel y Bayas Asadas

Tiempo de Preparación: 8 minutos

Tiempo de Cocción: 15 minutos

Porciones: 4

Ingredientes:

- 400 gramos de bayas mixtas
- Una pizca de sal marina
- 2 cucharadas de miel
- 2 tazas de yogurt griego entero
- 1/2 limón pequeño, en jugo

Instrucciones:

1. Precalentar el horno.
2. Mezclar las bayas con sal marina y miel.
3. Verter las bayas en la bandeja de hornear preparada.
4. Asar durante 30 minutos revolviendo a medias.
5. Mientras se tuesta la fruta, licuar el yogurt griego y el jugo de limón. Añadir miel al gusto si se desea.
6. Una vez hechas las bayas, enfriar durante al menos diez minutos.
7. Incorporar las bayas a la mezcla de yogurt.
8. Servir frío.

Nutrición:

- Calorías: 177
- Carbohidratos: 24.8 g
- Proteínas: 3.2 g; Grasa: 7.9 g

Pastel de Lima

Tiempo de Preparación: 8 minutos

Tiempo de Cocción: 9 minutos

Porciones: 8

Ingredientes:

- Corteza de galleta Graham preparada de 9 pulgadas
- 2 tazas de leche condensada azucarada
- 1/2 taza de crema agria
- 3/4 taza de jugo de lima
- 1 cucharada de ralladura de lima

Instrucciones:

1. Precalentar el horno.
2. Combinar la leche condensada, la crema agria, el jugo de lima y la ralladura de lima en un tazón mediano. Mezclar bien y verter en la corteza de galletas Graham.
3. Hornear en el horno precalentado de 5 a 8 minutos hasta que estallen pequeñas burbujas en la superficie del pastel.
4. Enfriar bien el pastel antes de servirlo. Decorar con rodajas de lima y nata montada si se desea.

Nutrición:

- Calorías: 553 ; Grasa: 20.5 g ; Proteínas: 10.9 g

Pudín de Calabacín Saludable

Tiempo de Preparación: 8 minutos

Tiempo de Cocción: 10 minutos

Porciones: 4

Ingredientes:

- 2 tazas de calabacín rallado
- 1/4 cucharadita de cardamomo en polvo
- 150 gramos de mitad leche y mitad crema
- 150 gramos de leche de almendras
- 1/4 taza de Swerve

Instrucciones:

1. Añadir todos los ingredientes excepto el cardamomo en la olla instantánea y revolver bien.

    Sellar la olla con la tapa y cocinar a fuego alto.

2. Liberar la presión suavemente durante 10 minutos, luego liberar el resto utilizando la liberación rápida. Retirar la tapa.

3. Añadir el cardamomo y servir.

Nutrición:

- Calorías: 137
- Grasa: 12.6 g
- Carbohidratos: 20.5 g; Proteínas: 2.6 g

Capítulo 8. Aperitivos

Aceitunas Animadas

Tiempo de Preparación: 5 minutos

Tiempo de Cocción: 10 minutos

Porciones: 8

Ingredientes:

- 1/2 taza de aceite de oliva extra virgen
- 2 dientes de ajo picados
- 2 cucharaditas de hojas frescas de tomillo
- 1 cucharadita de orégano seco
- 1/2 cucharadita de copos de pimienta roja
- 2 tazas de aceitunas mixtas
- 1 cucharada de jugo de limón recién exprimido

Instrucciones:

1. Calentar el aceite de oliva a fuego lento. Añadir el ajo, el tomillo, el orégano y los copos de pimienta roja y cocinar durante unos 2 minutos hasta que el ajo empiece a dorarse.
2. Añadir las aceitunas y revolver durante aproximadamente 1 minuto para cubrirlas con la mezcla de aceite.
3. Transferir la mezcla de aceitunas, incluido el aceite, a un tazón y mezclar con el jugo de limón.
4. Dejar marinar durante 1 hora antes de servir.

Nutrición:

- Calorías: 160
- Grasa Total: 17 g
- Proteínas: 0 g

Tapenade de Aceitunas

Tiempo de Preparación: 5 minutos

Tiempo de Cocción: 10 minutos

Porciones: 2

Ingredientes:

- 10 a 12 aceitunas carnosas, deshuesadas y picadas finamente
- 2 cucharadas de aceite de oliva extra virgen
- 1 cucharadita de jugo de limón recién exprimido
- 1 diente de ajo picado
- 1/2 cucharadita de alcaparras picadas
- 1/2 cucharadita de pasta de anchoas
- 2 o 3 hojas de albahaca frescas, picadas
- 1/2 cucharadita de copos de pimienta roja
- Una pizca de pimienta negra fresca molida

Instrucciones:

1. En un tazón, mezclar las aceitunas, el aceite de oliva, el jugo de limón, el ajo, las alcaparras, la pasta de anchoas, la albahaca, los copos de pimienta roja y la pimienta negra y batir bien.

Nutrición:

- Calorías: 144
- Grasa Total: 16 g
- Proteínas: 1 g
- Carbohidratos: 1 g

Garbanzos Picantes

Tiempo de Preparación: 5 minutos

Tiempo de Cocción: 10 minutos

Porciones: 6

Ingredientes:

- 1 lata de garbanzos, enjuagados y escurridos
- 3 cucharadas de aceite de oliva extra virgen
- 1 cucharadita de pimentón
- 1/2 cucharadita de sal
- 1/2 cucharadita de pimienta de cayena

Instrucciones:

1. Colocar los garbanzos y desprender todas las pieles blandas que puedas.
2. Calentar el aceite de oliva a fuego lento. Añadir los garbanzos y revolver para cubrirlos. Tostar lentamente los garbanzos, revolviendo de vez en cuando, hasta que queden un poco crujientes, unos 10 minutos.
3. Utilizar una cuchara para transferir los garbanzos a un tazón forrado con toallas de papel para absorber el exceso de aceite.
4. Pasar los garbanzos a un tazón de servir, espolvorear con el pimentón, la sal y la cayena, y mezclar para cubrir.

Nutrición:

- Calorías: 114
- Grasa Total: 8 g
- Proteínas: 3 g
- Carbohidratos: 8 g

Salsa de Humus en Capas

Tiempo de Preparación: 5 minutos

Tiempo de Cocción: 10 minutos

Porciones: 4

Ingredientes:

- 1 taza de humus clásico
- 1/2 taza de tomates finamente picados

- 1/4 taza de queso Fontina rallado
- 2 cucharadas de aceitunas kalamata sin hueso picadas
- 1 cucharada de condimento de pimiento dulce picante

Instrucciones:

1. Rociar el humus en el fondo de un tazón pequeño para servir.
2. Cubrir el humus con los tomates picados. Colocar una capa de queso, seguida de una capa de aceitunas kalamata.
3. Colocar con una cuchara el condimento de pimientos cherry en el centro. (No poner los pimientos por encima, para que los invitados puedan decidir si quieren añadirlos).

Nutrición:

- Calorías: 144
- Grasa Total: 8 g
- Proteínas: 5 g; Carbohidratos: 14 g

Kibbeh (Croquetas Libanesas)

Tiempo de Preparación: 1hora and 20 minutos
Tiempo de Cocción: 40 minutos
Porciones: 4
Ingredientes:
Para la masa del Kibbeh:

- 1/2 tazas de bulgur fino
- 2 tazas de agua caliente
- 250 gramos de carne molida
- 1 cebolla cortada en trozos
- 2 cucharaditas de pimienta de Jamaica molida
- 1 cucharadita de cilantro molido
- 1 cucharadita de pimienta negra recién molida
- 1/2 taza de sémola cucharadita de canela molida

- Una pizca de sal

Para el Relleno:

- 2 cucharadas de aceite de oliva extra virgen
- 1 cebolla, finamente picada
- 500 gramos de carne molida de res o de cordero
- 1/2 cucharadita de pimienta de Jamaica molida
- 1/4 taza de sémola cucharadita de canela molida
- Una pizca de sal
- Una pizca de pimienta negra recién molida

Instrucciones:

1. Para hacer la masa: En un tazón, combinar el bulgur y el agua tibia y remojar durante 15 minutos. Escurrir. Envolver el bulgur en un paño de cocina y exprimir el exceso de agua.

2. En un procesador de alimentos, combinar la carne molida, la cebolla, la pimienta de Jamaica, el cilantro, la pimienta, la canela y la sal. Procesar hasta que la mezcla forme una pasta.

3. Mezclar a mano para formar una masa. Tapar y refrigerar mientras se hace el relleno.

4. Calentar el aceite de oliva a fuego medio. Añadir la cebolla y cocinarla durante unos 3 minutos, hasta que empiece a ablandarse. Añadir la carne picada y cocinar de 5 a 7 minutos hasta que esté bien cocida. Añadir la pimienta de Jamaica, la canela, la sal y la pimienta y mezclar. Retirar del fuego y dejar enfriar.

5. Traer una línea de montaje y el tazón de masa de kibbeh, y el tazón de relleno.

6. Humedecer las manos con agua. Formar 2 cucharadas de masa en forma de disco plano. Envolver 1 cucharada de relleno dentro de la masa. Pellizcar para cerrar.

7. Continuar hasta utilizar todos los ingredientes, mojando las manos antes de formar cada uno. Colocar el kibbeh en la bandeja de horno preparada y refrigerar durante 1 hora. Precalentar el horno a 350°F.

8. Hornear hasta que se dore.

Nutrición:

- Calorías: 216
- Grasa Total: 9 g
- Grasa Saturada: 3 g
- Proteínas: 18 g
- Carbohidratos: 18 g

Plato de Queso con Fruta y Galletas Saladas

Tiempo de Preparación: 15 minutos

Tiempo de Cocción: 30 minutos

Porciones: 8

Ingredientes:

- 8 higos frescos, cortados en cuartos
- 2 tazas de uvas rojas y/o verdes
- 500 gramos de queso de cabra
- 500 gramos de queso Gorgonzola
- 500 gramos de queso manchego
- 500 gramos de queso Parmigiano-Rhuevoiano
- 1 cucharada de ramitas de romero y tomillo
- 1 taza de pistachos
- 1 taza de avellanas
- 1 taza de almendras
- 2 tazas de aceitunas rojas, verdes y/o negras
- 1 paquete de galletas integrales

- 1 baguette, en rebanadas

Instrucciones:

1. Distribuir las frutas y los quesos en una tabla de madera. Esparcir las ramitas de hierbas por todas partes. Colocar los frutos secos y las aceitunas en pequeños tazones y las galletas y las rebanadas de baguette en un plato o en una cesta.

Nutrición:

- Calorías: 990
- Grasa Total: 66 g
- Proteínas: 42 g
- Carbohidratos: 64 g

Radicchio Rellena de Queso de Cabra y Salmón

Tiempo de Preparación: 12 minutos

Tiempo de Cocción: 15 minutos

Porciones: 8

Ingredientes:

- 500 gramos de queso de cabra, a temperatura ambiente
- 2 cucharadas de yogurt griego bajo en grasa
- 2 dientes de ajo pelados
- 1 cucharada de orégano fresco picado
- 1 cucharada de albahaca fresca picada
- 1 cucharada de romero fresco picado
- 120 gramos de salmón ahumado
- 1 cabeza de radicchio, separada en hojas
- 1/4 cucharadita de pimienta negra recién molida

Instrucciones:

1. Unir el queso de cabra, el yogurt, el ajo, el orégano, la albahaca y el romero y batir hasta que se combinen.

2. Colocar un trozo de salmón ahumado en cada hoja de radicchio. Cubrir con 1 cucharada de la mezcla de queso. Espolvorear con pimienta negra.

Nutrición:

- Calorías: 99
- Grasa Total: 7 g
- Proteínas: 8 g; Carbohidratos: 1 g

Galletas de Romero y Sal Marina con Salsa de Limón y Perejil

Tiempo de Preparación: 15 minutos
Tiempo de Cocción: 15 minutos
Porciones: 4
Ingredientes:
Para la Salsa:

- 500 gramos de queso crema
- 1/2 taza de yogurt griego natural bajo en grasa
- 1/2 taza de mayonesa vegana
- 3 cebolletas picadas
- 1/4 taza de perejil fresco de hoja plana picado
- 1 cucharadita de tomillo fresco picado
- Ralladura fina de 1 limón
- 1 cucharadita de sal marina
- 1/4 cucharadita de pimienta negra recién molida

Para las Galletas:

- 1/2 tazas de harina todo uso
- 1 cucharada de romero fresco finamente picado
- 1 cucharadita de sal marina gruesa
- 1 cucharadita de azúcar

- 1/2 taza de agua
- 1/2 cucharadas de aceite de oliva extra virgen

Instrucciones:

1. Mezclar el queso crema, el yogurt, la mayonesa, las cebolletas, el perejil, el tomillo, la ralladura de limón, la sal y la pimienta y procesar hasta que quede suave.
2. Precalentar el horno e introducir una bandeja para hornear con papel pergamino.
3. En un tazón, batir la harina, el romero, la sal y el azúcar. Añadir el agua y el aceite de oliva y revolver para combinar.
4. Extender la masa en una superficie de trabajo ligeramente enharinada. Extender la masa hasta que sea muy fina, aproximadamente 1/16 pulgadas, y añadir más harina si la masa es demasiado pegajosa.
5. Utilizando un cortador de pizza o un cuchillo sin sierra, cortar la masa en rectángulos de aproximadamente 2 pulgadas por 1 pulgada. Colocar en la bandeja de hornear preparada. Pincelar con agua y espolvorear con sal.
6. Hornear hasta que las galletas estén doradas.
7. Servir las galletas con la salsa.

Nutrición:

- Calorías: 535
- Grasa Total: 35 g
- Proteínas: 12 g
- Carbohidratos: 43 g; Fibra: 2 g

Capítulo 9. Platos de Verduras

Batatas Rellenas de Frijoles Negros

Tiempo de Preparación: 10 minutos

Tiempo de Cocción: 40 minutos

Porciones: 4

Ingredientes:

- 4 batatas
- 500 gramos de frijoles negros cocidos
- 1/2 cucharadita de pimienta negra molida
- 1/2 cebolla roja, pelada y cortada en cubos
- 1/2 cucharadita de sal marina
- 1/4 cucharadita de cebolla en polvo
- 1/4 cucharadita de ajo en polvo
- 1/4 cucharadita de chile rojo en polvo
- 1/4 cucharadita de comino
- 1 cucharadita de jugo de lima
- 1/2 cucharadas de aceite de oliva
- 1/2 tazas de salsa de nata y anacardos

Instrucciones:

1. Extender las batatas en una bandeja de horno engrasada con papel aluminio y hornear durante 65 minutos a 350 grados f hasta que estén tiernas.

2. Mientras tanto, preparar la salsa, y para ello, batir la salsa de nata, la pimienta negra y el jugo de lima hasta que se combinen, reservar hasta que se necesite.

3. Cuando queden 10 minutos de cocción de las patatas, calentar un sartén con aceite. Añadir la cebolla para que se dore durante 5 minutos.

4. A continuación, añadir las especias, cocinar durante otros 3 minutos, añadir los frijoles hasta que se combinen, y cocinar durante 5 minutos hasta que estén calientes.

5. Dejar enfriar las batatas asadas durante 10 minutos, luego abrirlas, triturar la pulpa y cubrirla con la mezcla de frijoles, el cilantro y el aguacate, y luego rociar con la salsa de crema.

6. Servir inmediatamente.

Nutrición:

- Calorías: 387
- Grasa: 16.1 g
- Carbohidratos: 53 g
- Proteínas: 10.4 g

Ratatouille Vegetariano

Tiempo de Preparación: 10 minutos

Tiempo de Cocción: 40 minutos

Porciones: 4

Ingredientes:

- 2 cebollas rojas en rodajas
- 1 berenjena en rodajas
- 1 pimiento rojo en rodajas
- 2 calabazas en rodajas
- 2 tazas de salsa de tomate
- 1/4 tazas de queso parmesano
- Un puñado de orégano y tomillo

Instrucciones:

1. Ajustar el horno a 375 F.

2. Revolver la salsa de tomate en una bandeja de cerámica para hornear. Espolvorear la mitad del queso parmesano sobre la salsa.

3. Escoger una rebanada de cada verdura y alinearlas bien. Colocar las rodajas en una bandeja de horno y repetir el mismo orden. Terminar con una pizca del queso parmesano restante, y las hierbas.

4. Cocinar durante 35-40 minutos hasta que las verduras estén bien cocidas y un poco crujientes.

Nutrición:

- Calorías: 120
- Grasa: 3.5 g
- Carbohidratos: 20 g
- Proteínas: 2 g

Ensalada de Frijoles Negros y Quinoa

Tiempo de Preparación: 10 minutos
Tiempo de Cocción: 5 minutos
Porciones: 10
Ingredientes:

- 500 gramos de frijoles negros cocidos
- 1 pimiento rojo picado
- 1 taza de quinoa, cocida
- 1 pimiento verde descorazonado
- 1/2 tazas de queso feta vegano

Instrucciones:

1. En un tazón, colocar todos los ingredientes, excepto el queso, y revolver hasta que se incorporen.

2. Cubrir la ensalada con queso y servir enseguida.

Nutrición:

- Calorías: 64
- Grasa: 1 g
- Carbohidratos: 8 g
- Proteínas: 3 g

Coliflor Asada Glaseada con Balsámico

Tiempo de Preparación: 10 minutos

Tiempo de Cocción: 45 minutos

Porciones: 10

Ingredientes:

- 1 cabeza de coliflor
- 250 gramos de frijoles verdes, recortados
- 1 cebolla roja pelada y cortada en trozos
- 2 tazas de tomates cherry
- 1/2 cucharadita de sal
- 1/4 tazas de azúcar morena
- 3 cucharadas de aceite de oliva
- 1 taza de vinagre balsámico
- 2 cucharadas de perejil picado

Instrucciones:

1. Colocar los ramilletes de coliflor en una fuente de horno, añadir los tomates, los frijoles verdes y los trozos de cebolla alrededor, sazonar con sal y rociar con aceite.

2. Verter el vinagre en una cacerola, añadir el azúcar, llevar la mezcla a ebullición y cocinar a fuego lento durante 15 minutos hasta que se reduzca a la mitad.

3. Untar la salsa generosamente sobre los ramilletes de coliflor y luego asarlos durante 1 hora a 400°F hasta que estén cocidos, pincelando la salsa frecuentemente. Decorar.

4. Cuando esté hecho, adornar las verduras con perejil y servir.

Nutrición:

- Calorías: 86
- Grasa: 5.7 g
- Carbohidratos: 7.7 g
- Proteínas: 3.1 g

Salteado de Coles y Guisantes con Ajo

Tiempo de Preparación: 10 minutos

Tiempo de Cocción: 8 minutos

Porciones: 2

Ingredientes:

- 2 dientes de ajo rebanados
- 1 chile rojo picado
- 2 cucharadas de aceite de oliva
- 2 manojos de col rizada picada
- 500 gramos de guisantes congelados

Instrucciones:

1. En una cacerola, mezclar los ingredientes excepto los guisantes. Cocinar hasta que la col rizada se ablande durante unos 6 minutos.

2. Añadir los guisantes y cocinar durante 2 minutos más.

Nutrición:

- Calorías: 85
- Grasas 3 g
- Net Carbohidratos: 11 g
- Proteínas: 5 g

Pasta al Pesto con Tomate Deshidratado al Sol

Tiempo de Preparación: 5 minutos

Tiempo de Cocción: 11 minutos

Porciones: 5

Ingredientes:

- 1 taza de hojas de albahaca frescas
- 200 gramos de tomates deshidratados al sol
- 1 cucharada de jugo de limón
- 1/2 cucharadita de sal
- 1/4 tazas de aceite de oliva
- 1/4 tazas de almendras
- 3 dientes de ajo picados
- 1/2 cucharadita de pimiento rojo picado
- 500 gramos de pasta

Instrucciones:

1. Cocer la pasta según las instrucciones de los ingredientes. Para su elaboración, tostar las almendras a fuego medio en un sartén pequeño durante unos 4 minutos.

2. En una batidora, poner los tomates secos, la albahaca, el ajo, el jugo de limón, la sal, los copos de pimienta roja y las almendras tostadas y licuar. Mientras se licúa, añadir el aceite de oliva y licuar hasta que se convierta en un pesto.

3. Ahora cubrir la pasta con el pesto y servirla.

Nutrición:

- Calorías: 256
- Grasa: 13.7 g
- Carbohidratos: 28.1 g
- Proteínas: 6.7 g

Sopa Cremosa de Zanahoria

Tiempo de Preparación: 5 minutos

Tiempo de Cocción: 24 minutos

Porciones: 4

Ingredientes:

- 1/4 cucharadita de pimienta negra
- 1 cucharada de cilantro picado
- 1 cebolla
- 1 cucharadita de cúrcuma en polvo
- 5 tazas de caldo de verduras
- 500 gramos de zanahorias, peladas y picadas
- 2 cucharadas de aceite de oliva
- 4 tallos de apio picados

Instrucciones:

1. Calentar una olla con el aceite a fuego medio; añadir la cebolla, revolver y saltear durante 2 minutos.
2. Añadir las zanahorias y los demás ingredientes. Llevar a fuego lento y cocinar a fuego medio durante 20 minutos.
3. Triturar la sopa con una batidora de inmersión, ponerla en tazones y servirla.

Nutrición:

- Calorías: 221; Grasa: 9.6 g; Carbohidratos: 16 g; Proteínas: 4.8 g

Ensalada de Rúcula al Limón

Tiempo de Preparación: 5 minutos

Tiempo de Cocción: 12 minutos

Porciones: 5

Ingredientes:

- 1 limón

- 1/2 cucharadita de azúcar
- 1/2 cucharadita de café negro molido grueso
- 150 gramos de rúcula
- Una pizca de pimienta.
- 2 cucharadas de aceite de oliva extra virgen
- 60 gramos de queso parmesano rallado

Instrucciones:

1. Con un cuchillo de pelar, cortar la parte superior e inferior del limón. Cortar la cáscara y la pulpa del limón; luego, en un tazón pequeño, cortar los gajos de entre las membranas. Cortar cada gajo por la mitad. Exprimir 1 cucharada de jugo de la pulpa. Espolvorear el azúcar sobre los gajos de limón; dejar reposar durante al menos 10 minutos.
2. En un tazón grande, mezclar la rúcula con el aceite, los gajos de limón, el jugo y 1/4 de cucharadita de sal.
3. Incorporar ligeramente el parmesano.
4. Para servir, rallar más parmesano por encima si se desea.
5. Servir inmediatamente.

Nutrición:

- Calorías: 164.3
- Grasas: 15.6 g
- Net Carbohidratos: 5.7 g ; Proteínas: 3.5 g

Capítulo 10. Salsas y Marinados

Humus en Olla Instantánea

Tiempo de Preparación: 10 minutos

Tiempo de Cocción: 1 hora

Porciones: 6-8

Ingredientes:

- 1 taza de garbanzos secos
- 1 cabeza de ajo, machacada
- 2 hojas de laurel
- 1 cebolla cortada por la mitad
- 1/2 cucharadita de sal fina
- 4 tazas de agua fría
- 1 cucharadita de comino molido
- 6 dientes de ajo, triturados
- 1 taza de tahini
- 1/4 taza de jugo de limón

Instrucciones:

1. Enjuagar bien los garbanzos bajo el agua fría.

2. Añadir los garbanzos, las hojas de laurel, la cabeza de ajo y la mitad de la cebolla en la olla instantánea. Añadir la sal. Verter el agua y mezclar. Colocar la válvula en posición de ventilación, cerrar la tapa y girar la perilla a la posición de sellado. Cocinar y liberar de forma natural durante 20 minutos. Abrir la tapa con cuidado.

3. Remojar 6 dientes de ajo en jugo de limón recién exprimido en una licuadora durante 20-30 minutos antes de licuar. Desechar las cebollas y las hojas de laurel. Escurrir bien los garbanzos y los

dientes de ajo y reservar los garbanzos y el líquido. Licuar el ajo y el jugo de limón en una licuadora.

4. Añadir los garbanzos, el diente de ajo cocido, el comino molido y 3/4 de taza del líquido de los garbanzos al jugo de limón del ajo en la batidora. Licuar los garbanzos a la velocidad más baja, y luego aumentar lentamente a la velocidad alta. Licuar hasta que quede suave

5. Sazonar con sal al gusto.

Nutrición:

- Calorías: 293
- Proteínas: 11 g
- Grasa Total: 18 g
- Carbohidratos: 27 g

Salsa de Tomate en Olla Instantánea

Tiempo de Preparación: 10 minutos

Tiempo de Cocción: 50 minutos

Porciones: 3 tazas

Ingredientes:

- 4 tomates medianos maduros, picados
- 1 cebolla pequeña, pelada, recortada por la raíz y cortada por la mitad
- 6 cucharadas de mantequilla
- 4 ramitas de albahaca
- 1 cucharadita de sal marina

Instrucciones:

1. Mezclar todos los ingredientes y colocar la válvula en posición de sellado, y luego presionar el botón de alta presión manual para ajustar el tiempo a 8 minutos.

2. Presionar "Mantener Caliente/Cancelar" para desactivar el modo de calentamiento. Liberar rápidamente la presión. Cuando termine, retirar la tapa.

3. Triturar la salsa en una batidora hasta conseguir la consistencia deseada. Dejar la cebolla dentro mientras se licua, o retirarla.

Nutrición:

- Calorías: 121
- Proteínas: 1 g
- Grasa Total: 12 g; Carbohidratos: 4 g

Salsa de Espaguetis Casera en Olla Instantánea

Tiempo de Preparación: 10 minutos

Tiempo de Cocción: 25 minutos

Porciones: 6

Ingredientes:

- 500 gramos de salchicha italiana molida
- 1 cebolla amarilla, cortada en cubos
- 1 taza de caldo de carne
- 1 lata de 1,5 kg de tomates triturados
- 1/2 lata de 500 gramos de tomates picados
- 2 cucharadas de pasta de tomate
- 1 hoja de laurel
- 2 cucharaditas de albahaca seca
- 1 cucharadita de ajo en polvo
- 1/2 cucharadita de orégano seco
- 1 cucharadita de azúcar morena
- Sal y pimienta

Instrucciones:

1. Configurar su olla instantánea y luego añadir la salchicha cuando esté caliente. Usar una cuchara de madera para mover las salchichas y dorarlas por todos los lados. Añadir las cebollas y dejar que se ablanden durante 3 minutos.

2. Desglasar la olla con el caldo de carne, y luego añadir todos los tomates, la pasta de tomate, la hoja de laurel, la albahaca, el ajo en polvo, el orégano y la azúcar morena.

3. Cubrir la olla y asegurar la tapa. Asegurarse de que el ajuste de la válvula es de sellado. Programar manualmente a alta presión y cocinar durante 10 minutos.

4. Retirar la tapa con cuidado y revolver la salsa. Descartar la hoja de laurel y añadir sal y pimienta al gusto. La salsa ya está lista.

Nutrición:

- Calorías: 145
- Proteínas: 7 g
- Grasa Total: 9 g
- Carbohidratos: 8 g

Salsa de Carne Siciliana en Olla Instantánea

Tiempo de Preparación: 10 minutos

Tiempo de Cocción: 70 minutos

Porciones: 6

Ingredientes:

- 3 cucharadas de aceite de oliva
- 1 Kg de costillas de cerdo deshuesadas, recortadas
- 1 cebolla picada
- 5 dientes de ajo picados
- 1 lata de 1,5 kg de tomates picados

- 1 lata de pasta de tomate italiana
- 3 hojas de laurel
- 2 cucharadas de perejil fresco picado
- 2 cucharadas de alcaparras picadas
- 1/2 cucharadita de albahaca seca
- 1/2 cucharadita de romero seco machacado
- 1/2 cucharadita de tomillo seco
- 1/2 cucharadita de copos de pimienta roja triturados
- 1/2 cucharadita de sal
- 1/2 cucharadita de azúcar
- 1 taza de caldo de carne
- 1/2 taza de vino tinto seco

Instrucciones:

1. Seleccionar la opción de saltear en la olla instantánea y añadir 2 cucharadas de aceite de oliva. A continuación, revolver y reservar.
2. Añadir el resto del aceite, saltear la cebolla durante 2 minutos, luego añadir el ajo y cocinar durante otro minuto.
3. Añadir el resto de los ingredientes y luego transferir la carne de nuevo a la olla instantánea. Verter el caldo y el vino tinto, y llevar a ebullición. Cerrar la tapa y ajustar a presión alta manual durante 35 minutos.
4. Una vez procesada la cocción, liberar ligeramente durante 10 minutos y luego soltar rápidamente el resto de la presión.
5. Retirar la carne de la olla a presión, desmenuzar, desechar el hueso y devolver la carne a la salsa.
6. Servir sobre su pasta favorita.

Nutrición:

- Calorías: 214 ; Proteínas: 16 g
- Grasa Total: 11 g; Carbohidratos: 13 g

Sansa de Arándanos en Olla Instantánea

Tiempo de Preparación: 10 minutos

Tiempo de Cocción: 50 minutos

Porciones: 3

Ingredientes:

- 1 paquete de 400 gramos de arándanos frescos
- 1/2 taza de azúcar morena
- 1/2 taza de jugo de naranja recién exprimido
- 2 tiras de cáscara de naranja
- 1 palito de canela
- 1/4 cucharadita de clavo de olor molido
- 1/2 cucharadita de extracto de vainilla

Instrucciones:

1. Colocar los arándanos, la azúcar, el jugo de naranja, la cascara de naranja, la canela y los clavos en la olla instantánea. Mezclar bien.
2. Seleccionar el modo manual de alta presión y programar un temporizador para 4 minutos. Permitir la liberación natural de la presión, por 20 minutos.
3. Retirar la cáscara de naranja y la canela con una cuchara de madera. Triturar la mezcla de arándanos hasta conseguir la consistencia deseada. Añadir la vainilla y dejar que se enfríe por completo.

Nutrición:

- Calorías: 86
- Proteínas: 0.1 g
- Grasa Total: 0.1 g
- Carbohidratos: 22 g

Puré de Manzana en Olla Instantánea

Tiempo de Preparación: 10 minutos

Tiempo de Cocción: 20 minutos

Porciones: 4

Ingredientes:

- 1,5 Kg de manzanas
- Jugo de 1 limón
- 1/2 taza de agua
- 1 palito de canela

Instrucciones:

1. Pelar las manzanas, descorazonarlas y cortarlas en 8 rodajas.
2. Colocar las manzanas en el fondo de la olla instantánea; añadir el jugo de limón, el agua y la canela.
3. Colocar la tapa y ponerla en posición de sellado. Programar a alta presión manual durante 6 minutos.
4. Una vez realizado el proceso, liberar la presión de forma natural durante 6 minutos. Liberar rápidamente el resto de la presión. Retirar la tapa con cuidado, dejar que se enfríe y retirar el palito de canela.
5. Triturar con un pasapurés. Ya está listo para servir.

Nutrición:

- Calorías: 90; Proteínas: 0.4 g
- Grasa Total: 0.2 g; Carbohidratos: 24.1 g

Humus de Curry Picante en Olla Instantánea

Tiempo de Preparación: 10 minutos

Tiempo de Cocción: 30 minutos

Porciones: 12

Ingredientes:

- 1/2 tazas de garbanzos secos
- 4 tazas de agua
- 1/3 taza de tahini
- 1/4 taza de aceite de oliva extra virgen
- 2 dientes de ajo, pelados
- 1 cucharada de curry en polvo
- 1 cucharadita de cúrcuma
- 1/4 cucharadita de cayena
- 1 limón, exprimido
- Sal y pimienta

Instrucciones:

1. Dejar los garbanzos en el horno durante toda la noche.
2. Colocar los garbanzos junto con 4 tazas de agua en la olla instantánea. Programar la olla instantánea a alta presión durante 25 minutos.
3. Una vez terminada la cocción, dejar que la presión se libere de forma natural. A continuación, liberar rápidamente para aliviar la presión restante.
4. Dejar enfriar un poco los garbanzos. Mezclar los garbanzos, el tahini, el aceite de oliva, el ajo, el curry, la cúrcuma, la cayena, el jugo de limón, la sal y la pimienta. Mezclar hasta que esté cremoso.
5. El humus está listo para servir.

Nutrición:

- Calorías: 372
- Proteínas: 16.7 g
- Grasa Total: 12.9 g
- Carbohidratos: 50.9 g

Receta de Curry de Anacardos con Tahini en Olla Instantánea

Tiempo de Preparación: 10 minutos

Tiempo de Cocción: 15 minutos

Porciones: 2

Ingredientes:

- 2 tazas de leche de anacardo sin azúcar
- 2 cucharadas de pasta de tahini
- 2 cucharaditas de pasta de curry
- 2 cucharaditas de jengibre fresco picado
- 1/2 cucharadita de sal marina
- 1 cucharada de cúrcuma
- 1 cucharada de almidón de tapioca
- 1 taza de floretes de coliflor
- 1/2 taza cebolla picada
- 1/2 pimiento rojo picado

Instrucciones:

1. Batir la leche de anacardo, la pasta de tahini, la pasta de curry, el jengibre, la sal marina y la cúrcuma en la olla instantánea. Programar en modo saltear y llevar a ebullición.
2. Añadir la coliflor, la cebolla y el pimiento a la olla instantánea. Programar el sellado y cocinar a alta presión manual durante 1 minuto. Dejar que la presión se libere de forma natural.
3. Servir sobre arroz o con pan de pita.

Nutrición:

- Calorías: 232
- Proteínas: 5 g
- Grasa Total: 15 g; Carbohidratos: 20 g

Capítulo 11. Pan y Pizza

Panini de Mezcla de Aguacate y Pavo

Tiempo de Preparación: 5 minutos

Tiempo de Cocción: 8 minutos

Porciones: 2

Ingredientes:

- 2 pimientos rojos, asados y cortados en tiras
- 125 gramos de pechuga de pavo ahumada con mezquite en rodajas finas
- 1 taza de hojas de espinacas frescas enteras
- 2 rebanadas de queso provolone
- 1 cucharada de aceite de oliva
- 2 panecillos de chapata
- 1/4 taza de mayonesa
- 1/2 aguacate maduro

Instrucciones:

1. En un tazón, mezclar bien la mayonesa y el aguacate. A continuación, precalentar la prensa para paninis.
2. Cortar los panecillos por la mitad y untar el interior del pan con aceite de oliva. A continuación, llenar con el relleno, colocando capas a medida que avanzas: provolone, pechuga de pavo, pimiento rojo asado, hoja de espinacas, y extender la mezcla de aguacate y cubrir con la otra rebanada de pan.
3. Colocar el sándwich en la prensa para paninis y cocinar en la parrilla de 5 a 8 minutos hasta que el queso se haya derretido y el pan esté crujiente y con bordes

Nutrición:

Calorías: 546 Grasa: 34.8 g Carbohidratos: 31.9 g Proteínas: 27.8 g

Burrito de Pepino, Pollo y Mango

Tiempo de Preparación: 5 minutos

Tiempo de Cocción: 20 minutos

Porciones: 1

Ingredientes:

- 1/2 pepino mediano cortado verticalmente
- 1/2 mango maduro
- 1 cucharada de aderezo de ensalada a elección
- 1 tortilla de trigo integral
- Rebanada de pechuga de pollo de unos 15 centímetros de grosor
- 2 cucharadas de aceite para freír
- 2 cucharadas de harina de trigo integral
- De 2 a 4 hojas de lechuga
- Sal y pimienta al gusto

Instrucciones:

1. Cortar una pechuga de pollo en tiras de una pulgada y sólo cocinar un total de 6 tiras de una pulgada. Esto sería como dos tiras de pollo. Guardar el pollo restante para utilizarlo en el futuro.

2. Sazonar el pollo con pimienta y sal. Pasar por harina integral.

3. A fuego medio, colocar un sartén pequeño y antiadherente y calentar el aceite. Una vez que el aceite esté caliente, añadir las tiras de pollo y freír hasta que se doren unos 5 minutos por cada lado.

4. Mientras se cocina el pollo, colocar los envoltorios de tortilla en el horno y cocinarlos de 3 a 5 minutos. Luego dejar a un lado y trasladar a un plato.

5. Cortar el pepino verticalmente, utilizar sólo la mitad y guardar el resto. Pelar el pepino cortado en cuartos y quitarle la corteza.

Colocar las dos rodajas de pepino en el envoltorio de la tortilla, a una pulgada del borde.

6. Cortar el mango en rodajas y guardar la otra mitad con la semilla. Pelar el mango sin semilla, cortarlo en tiras y colocarlo encima del pepino en el envoltorio de tortilla.

7. Una vez cocido el pollo, colocar el pollo junto al pepino en una línea.

8. Añadir la hoja de pepino, rociar con el aderezo de ensalada de su elección.

9. Enrollar la tortilla, servir y disfrutar.

Nutrición: Calorías: 434; Grasa:10 g; Carbohidratos: 65 g; Proteínas: 21g

Fattoush–Pan de Medio Oriente

Tiempo de Preparación: 10 minutos

Tiempo de Cocción: 15 minutos

Porciones: 6

Ingredientes:

- 2 rebanadas de pan de pita
- 1 cucharada de aceite de oliva extra virgen
- 1/2 cucharadita de zumaque, más para después
- Sal y pimienta
- 1 corazón de lechuga romana
- 1 pepino inglés
- 5 tomates romanos
- 5 cebollas verdes
- 5 rábanos
- 2 tazas de hojas de perejil fresco picado
- 1 taza de hojas de menta fresca picada

Para el Aderezo:

- 1/2 lima, en jugo
- 1/3 taza de aceite de oliva extra virgen
- Sal y pimienta
- 1 cucharadita de zumaque molido
- 1/4 taza de sémola cucharadita de canela molida
- 1/4 cucharadita de pimienta de Jamaica molida

Instrucciones:

1. Tostar durante 5 minutos el pan de pita en el horno tostador y luego romper el pan de pita en trozos.
2. En un sartén grande a fuego medio, calentar 3 cucharadas de aceite de oliva durante 3 minutos. Añadir el pan de pita y freírlo hasta que se dore, unos 4 minutos mientras se revuelve.
3. Añadir la sal, la pimienta y 1/2 cucharadita de zumaque. Apartar los trozos de pita del fuego y ponerlos a escurrir en papel de cocina.
4. Mezclar bien la lechuga picada, el pepino, los tomates, las cebollas verdes, el rábano en rodajas, las hojas de menta y el perejil en una ensaladera grande.
5. Para hacer la vinagreta de lima, batir todos los ingredientes en un tazón pequeño.
6. Incorporar el aderezo a la ensalada y mezclar bien. Mezclar con el pan de pita.
7. Servir y disfrutar.

Nutrición: Calorías: 192, Grasa: 13.8 g Carbohidratos: 16.1 g; Proteínas: 3.9 g

Focaccia de Ajo y Tomate Sin Gluten

Tiempo de Preparación: 5 minutos
Tiempo de Cocción: 20 minutos

Porciones: 8

Ingredientes:

- 1 huevo
- 1/2 cucharadita de jugo de limón
- 1 cucharada de miel
- 4 cucharadas de aceite de oliva
- Una pizca de azúcar
- 1/4 taza de agua tibia
- 1 cucharada de levadura seca activa
- 2 cucharaditas de romero picado
- 2 cucharaditas de tomillo picado
- 2 cucharaditas de albahaca picada
- 2 dientes de ajo, picado
- 1/4 cucharadita de sal marina
- 2 cucharaditas de goma xantana
- 1/2 taza de harina de mijo
- 1 taza de almidón de patata, no de harina
- 1 taza de harina de sorgo
- Harina de maíz sin gluten para espolvorear

Instrucciones:

1. Durante 5 minutos, encender el horno y luego apagarlo manteniendo la puerta del horno cerrada.

2. Combinar agua tibia y una pizca de azúcar. Añadir la levadura y mezclar suavemente. Dejar reposar durante 7 minutos.

3. En un tazón grande, batir bien las hierbas, el ajo, la sal, la goma xantana, el almidón y las harinas. Verter la levadura en el tazón de la harina una vez que haya terminado de fermentar. Batir el huevo, el jugo de limón, la miel y el aceite de oliva.

4. Mezclar bien y colocar en un molde cuadrado bien engrasado y espolvoreado con harina de maíz. Cubrir con ajo fresco, más hierbas y rodajas de tomate. Colocar en el horno calentado y dejar fermentar durante media hora.

5. Encender el horno a 375°F y después de precalentarlo, dejarlo durante 20 minutos. La focaccia está hecha cuando la parte superior está ligeramente dorada. Retirar del horno y del sartén inmediatamente y dejar enfriar. Se sirve mejor cuando está caliente.

Nutrición: Calorías: 251 Grasa: 9g;Carbohidratos: 38.4 g ; Proteínas: 5.4g

Hamburguesas a la Parrilla con Champiñones

Tiempo de Preparación: 15 minutos

Tiempo de Cocción: 10 minutos

Porciones: 4

Ingredientes:

- 2 lechuga bibb, cortada por la mitad
- 4 rodajas de cebolla roja
- 4 rodajas de tomate
- 4 panes de trigo integral, tostados
- 2 cucharadas de aceite de oliva
- 1/4 cucharadita de pimienta de cayena, opcional
- 1 diente de ajo picado
- 1 cucharada de azúcar
- 1/2 taza de agua
- 1/3 taza de vinagre balsámico
- 4 sombreros de champiñones Portobello grandes, de unos 15 centímetros de diámetro

Instrucciones:

1. Retirar los tallos de los champiñones y limpiarlos con un paño húmedo. Colocarlas en una bandeja de horno con la parte inferior hacia arriba.

2. En un tazón, mezclar bien el aceite de oliva, la pimienta de cayena, el ajo, el azúcar, el agua y el vinagre. Verter sobre los champiñones y marinarlos en la nevera durante al menos una hora.

3. Una vez que haya transcurrido casi una hora, precalentar la parrilla a fuego medio-alto y engrasar la rejilla de la parrilla.

4. Asar los champiñones durante cinco minutos por cada lado o hasta que estén tiernos. Untar los champiñones con la marinada para que no se sequen.

5. Para el montaje, colocar la mitad del panecillo en un plato, cubrirlo con una rodaja de cebolla, un champiñón, un tomate y una hoja de lechuga. Cubrir con la otra mitad superior del panecillo. Repetir el proceso con el resto de los ingredientes, servir y disfrutar.

Nutrición:

- Calorías: 244
- Grasa: 9.3 g
- Carbohidratos: 32 g
- Proteínas: 8.1 g

Baba Ghanoush Mediterráneo

Tiempo de Preparación: 10 minutos
Tiempo de Cocción: 25 minutos
Porciones: 4

Ingredientes:

- 1 bulbo de ajo
- 1 pimiento rojo, cortado por la mitad y sin semillas
- 1 cucharada de albahaca fresca picada
- 1 cucharada de aceite de oliva
- 1 cucharadita de pimienta negra
- 2 berenjenas, cortadas verticalmente
- 2 panes planos o pita.
- Jugo de 1 limón

Instrucciones:

1. Untar la rejilla con spray de cocina y precalentar la parrilla a temperatura media-alta.
2. Cortar la parte superior de la cabeza de ajo y envolverla en papel de aluminio. Colocar en la parte más fría de la parrilla y asar durante al menos 20 minutos. Colocar las rodajas de pimiento y berenjena en la parte más caliente de la parrilla. Asar por ambos lados.
3. Una vez que los bulbos estén hechos, quitar la piel de los ajos asados y colocar los ajos pelados en el procesador de alimentos. Añadir el aceite de oliva, la pimienta, la albahaca, el jugo de limón, el pimiento rojo asado y la berenjena asada. Hacer un puré y verterlo en un tazón.
4. Asar el pan al menos 30 segundos por cada lado para calentarlo. Servir el pan con el puré y disfrutar.

Nutrición:

- Calorías: 231.6; Grasa: 4.8 g Carbohidratos: 36.3 g Proteínas: 6.3g

Panecillos Multicereales y Sin Gluten

Tiempo de Preparación: 10 minutos

Tiempo de Cocción: 20 minutos

Porciones: 8

Ingredientes:

- 1/2 cucharadita de vinagre de sidra de manzana
- 3 cucharadas de aceite de oliva
- 2 huevos
- 1 cucharadita de polvo de hornear
- 1 cucharadita de sal
- 2 cucharaditas de goma xantana
- 1/4 taza de harina de teff marrón
- 1/4 taza de harina de lino
- 1/4 taza de harina de amaranto
- 1/4 taza de harina de sorgo
- 3/4 taza de harina de arroz integral

Instrucciones:

1. Mezclar bien el agua y la miel en un tazón pequeño y añadir la levadura. Dejar reposar durante 10 minutos exactos.
2. Combinar lo siguiente con una batidora de paleta: polvo de hornear, sal, goma xantana, harina de lino, harina de sorgo, harina de teff, almidón de tapioca, harina de amaranto y harina de arroz integral.
3. En un tazón mediano, batir bien el vinagre, el aceite de oliva y los huevos.
4. Verter en el tazón de los ingredientes secos la mezcla de vinagre y levadura y mezclar bien.
5. Engrasar un molde de 12 muffins con spray de cocina. Transferir la masa de manera uniforme en 12 moldes para muffins y dejarla reposar durante una hora para que fermente.

6. A continuación, precalentar el horno a 375°F y hornear los panecillos hasta que la parte superior esté dorada, unos 20 minutos.
7. Sacar los panecillos del horno y de los moldes para muffins inmediatamente y dejarlos enfriar.
8. Se sirve mejor cuando está caliente.

Nutrición:

- Calorías: 207
- Grasa: 8.3 g
- Carbohidratos: 27.8 g
- Proteínas: 4.6 g